荣 获

◎ 第七届统战系统出版社优秀图书奖

◎ 入选原国家新闻出版广电总局、全国老龄工作委员会
办公室首届向全国老年人推荐优秀出版物名单

◎ 入选全国图书馆 2013 年度好书推选名单

◎ 入选农家书屋重点出版物推荐目录（2015年、2016年）

U0206385

名医与您谈疾病丛书

妇科炎症

（第三版）

学术顾问◎钟南山　陈灏珠　郭应禄　王陇德

总　主　编◎葛均波　张雁灵　陆　林

执行总主编◎吴少祯

主　　　编◎夏术阶　李广智

名誉主编◎程怀瑾

主　　编◎程蔚蔚　黄　勇

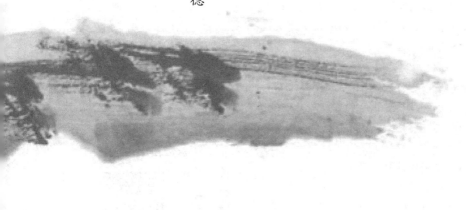

中国健康传媒集团

中国医药科技出版社

内容提要

　　本书依据最新版诊疗指南，结合作者临床实践，重点介绍妇科炎症的常识、病因、症状、诊断与鉴别诊断、治疗和预防保健等内容，以期为读者提供严谨实用的妇科炎症的防治知识，提高女性的健康水平。本书可供广大女性患者及家属参考阅读。

图书在版编目（CIP）数据

妇科炎症 / 程蔚蔚，黄勇主编 . —3 版 . —北京：中国医药科技出版社，2021.1
（名医与您谈疾病丛书）
ISBN 978–7–5214–1982–5

Ⅰ.①妇… Ⅱ.①程…②黄… Ⅲ.①妇科病—炎症—防治 Ⅳ.① R711.3

中国版本图书馆 CIP 数据核字（2020）第 163109 号

美术编辑　陈君杞
版式设计　南博文化

出版　**中国健康传媒集团** | 中国医药科技出版社
地址　北京市海淀区文慧园北路甲 22 号
邮编　100082
电话　发行：010-62227427　邮购：010-62236938
网址　www. cmstp. com
规格　710×1000mm $^1/_{16}$
印张　10 $^3/_4$
字数　161 千字
初版　2009 年 4 月第 1 版
版次　2021 年 1 月第 3 版
印次　2023 年 9 月第 2 次印刷
印刷　三河市万龙印装有限公司
经销　全国各地新华书店
书号　ISBN 978–7–5214–1982–5
定价　**32. 00 元**

获取新书信息、投稿、为图书纠错，请扫码联系我们。

《名医与您谈疾病丛书》

编委会

出版者的话

党的十八大以来，以习近平同志为核心的党中央把"健康中国"上升为国家战略。十九大报告明确提出"实施健康中国战略"，把人民健康放在优先发展的战略地位，并连续出台了多个文件和方案，《"健康中国2030"规划纲要》中就明确提出，要加大健康教育力度，普及健康科学知识，提高全民健康素养。而提高全民健康素养，有效防治疾病，有赖于知识先导策略，《名医与您谈疾病丛书》的再版，顺应时代潮流，切合民众需求，是响应和践行国家健康发展战略——普及健康科普知识的一次有益尝试，也是健康事业发展中社会治理"大处方"中的一张有效"小处方"。

本次出版是丛书的第三版，丛书前两版出版后，受到广大读者的热烈欢迎，并获得多项省部级奖项。随着新技术的不断发展，许多观念也在不断更新，丛书有必要与时俱进地更新完善。本次修订，精选了44种常见慢性病（有些属于新增病种），病种涉及神经系统疾病、呼吸系统疾病、消化系统疾病、心血管系统疾病、内分泌系统疾病、泌尿系统疾病、皮肤病、风湿类疾病、口腔疾病、精神心理疾病、妇科疾病和男科疾病等，分别从疾病常识、病因、症状表现、诊断与鉴别诊断、治疗和预防保健等方面，进行全方位的解读；写作形式上采用老百姓最喜欢的问答形式，活泼轻松，直击老百姓最关心的健康问题，全面关注患者的需求和疑问；既适用于患者及其家属全面了解疾病，也可供医务工作者向患者介绍病情和相关防治措施。

　　本丛书的编者队伍专业权威，主编都长期活跃在临床一线，其中不乏学科带头人等重量级名家担任主编，七位医学院士及专家（钟南山、陈灏珠、郭应禄、王陇德、葛均波、陆林、张雁灵）担任丛书的学术顾问，确保丛书内容的权威性、专业性和前沿性。本丛书的出版不仅是全体患者的福音，更是推动健康教育事业的有力举措。

　　本丛书立足于对疾病和健康知识的宣传、普及和推广工作，目的是使老百姓全面了解和掌握预防疾病、科学生活的相关知识和技能，希望丛书的出版对于提升全民健康素养，有效防治疾病，起到积极的推动作用。

中国医药科技出版社

2020年6月

再版前言

 妇科炎症是女性常见病、多发病，包括外阴、阴道、子宫、输卵管、卵巢及盆腔的急慢性感染。如诊断不及时、治疗不彻底，这类疾病会严重影响妇女的身心健康。随着卫生条件的改善、治疗方法的不断改进以及新型抗病原微生物药物的应用，大多数妇科炎症性疾病可以得到有效的控制。但是，随着抗病原微生物药物的广泛使用，不合理使用甚至滥用药物的问题日益突出，导致许多病原微生物发生变异、出现耐药现象，尤其是"超级细菌"的出现给感染性疾病的防控提出了更严峻的挑战。因此，正确、合理使用抗病原微生物药物，有效地防控妇科感染性疾病，对医务工作者和每一位妇女同胞来说都是一个值得关心的问题。

 我们编写的《妇科炎症》一书，自2009年初版，2013年修订再版，一直受到读者朋友的欢迎和肯定。全书从疾病常识、病因、症状、诊断、治疗及预防等方面介绍了常见的妇科感染性疾病。随着医疗科学技术的不断进步，妇科感染性疾病的诊疗理念和方法又有了一些新的变化。为了及时向读者传递这些新进展，我们再次组织本书的编写人员对全书的内容进行修订，向大家介绍妇科炎症防治的新方法、新技术，从预防入手减少感染的发生率，提高广大女性的健康水平。因存在个体差异，本书中涉及的治疗用药，需在专业医生指导下使用。

 本书虽经修订，仍难免存在不妥之处，肯请同行和读者指正。

编者

2020年7月

目录

常 识 篇

病 因 篇

症 状 篇

诊断与鉴别诊断篇

治疗篇

预防保健篇

常识篇

- ◆ 女性生殖器由哪些器官组成?
- ◆ 女性生殖器官有哪些自然防御机制?
- ◆ 女性阴道是无菌的吗,有病原体寄生吗?
- ◆ 什么情况下女性阴道容易得病?
- ◆ 女性的内生殖器官是无菌的吗,在什么情况下容易感染得病?
- ◆ ……

女性生殖器由哪些器官组成？

像熟悉我们身体的其他部分一样，熟悉女性生殖器的外貌是非常重要的。女性生殖器无论从外形上还是功能上均与男性生殖器截然不同，具有其独特性，分外生殖器官和内生殖器官。

外生殖器是指生殖器的外露部分，又称外阴，是生殖器的门户，包括阴阜、大阴唇、小阴唇、阴蒂、阴道前庭、前庭大腺及处女膜等几部分。

内生殖器是指生殖器的内在部分，也是生殖器的关键结构，包括阴道、子宫、输卵管和卵巢。通常把输卵管和卵巢统称为附件。

（1）阴道　阴道是子宫与外界相通的一个腔道，是性交、经血排出及胎儿娩出的通道。

（2）子宫　子宫下接阴道，上连输卵管，解剖上又分为宫颈和宫体两部分。宫颈暴露于阴道内，手指伸入阴道顶端能触摸到宫颈，宫颈感觉像鼻子，中间有一小凹陷，是经血流出的地方，宫颈外口通向阴道内。未孕的子宫像自身拳头大小，其厚厚的壁内有人体内最强壮的肌肉。子宫的主要生理功能是孕育胎儿和形成月经。

（3）输卵管　输卵管为一对细长而弯曲的管道，近端与子宫角相连，远端游离与盆腔相通，输卵管是精子和卵子"鹊桥相会"的场所。

（4）卵巢　卵巢的形状和大小犹如剥去壳的杏仁，位于子宫两侧输卵管的后下方，卵巢能排出卵子并周期性分泌性激素，维持女性特有的生理功能和第二性征。

上述组织器官各司其职，使妇女得以具有性欲、性交、孕育胎儿及分娩功能的基本条件，从而使人类得以世代繁衍不衰。

女性生殖器有哪些自然防御机制？

从女性生殖器的解剖特点来推测，因其直接与外界相连，利于病原体（如微生物）入侵，但事实是仅有少部分女性发病。为何会产生这种现象？究其原因是女性生殖器具有很强的自我防御能力，在正常情况下足以抵御外来微生物侵扰，保护自身良好的内在环境。这种防御能力主要表现在两个方面。

1.解剖结构上的防御能力

（1）机械屏障作用。正常情况下，女性的生殖道内分泌物如白带、宫颈黏液和经血等可以顺畅地从子宫、宫颈、阴道向体外排出，而体外微生物则不易进入体内，这是因为女性的外阴两侧大小阴唇呈自然合拢状态，像两扇关闭的大门一样将阴道口和尿道口遮掩住。其次由于盆底肌肉群的作用，使阴道前后壁紧紧相贴。此外宫颈管分泌黏液形成黏液栓，堵住宫颈管的通道，宫颈内口平时也处于紧闭状态，在一定程度上阻碍了异物与不洁物的侵入，这样三道"城墙"严密把守将微生物拒之"门"外。

（2）阴道上皮细胞在卵巢周期性分泌激素的影响下增生变厚，抵抗力增强。

（3）卵巢周期性分泌的激素使子宫内膜周期性脱落，产生一月一次的月经。随着子宫内膜的剥脱和经血的排出，原有的子宫内膜脱落，新的内膜长出，不利于病原体扎根及繁殖。

（4）输卵管黏膜上皮含有大量的类似软刷子一样的纤毛，这些纤毛可以向宫腔方向摆动，使输卵管管腔内的分泌物排入宫腔、宫颈、阴道，也起到清除异物、保持清洁的作用。

2.生理功能上的防御能力

正常女性阴道中寄居大量乳酸杆菌，阴道上皮细胞内含有丰富的糖原，在阴道乳酸杆菌的作用下分解为乳酸，维持阴道正常的酸性环境，抑制了阴道内致病菌的生长繁殖。而宫颈管内的黏液为碱性，又抑制了嗜酸性细菌的生长，对防止生殖道感染有一定意义。

可见，上述两大自然防御机制足以保持女性生殖道的健康。

女性阴道是无菌的吗，有病原体寄生吗？

人们一般认为身体中的所有器官都是无菌的，但事实并非如此，有些器官如人类的口腔、鼻腔、肠道和阴道等器官里面会寄生有各种微生物。女性的阴道属于外生殖道，与外界相通，健康女性的阴道分泌物中包含大约有1亿个细菌。这些细菌通常有需氧菌和厌氧菌之分，需氧菌中包含有乳酸杆菌、棒状杆菌、非溶血性链球菌、肠球菌、表皮葡萄球菌、大肠埃希菌等；厌氧菌包括芽孢杆菌、消化链球菌、类杆菌、加德纳菌（兼性厌氧菌）等。此外，还寄生有支原体、真菌、病毒及寄生虫等等。

女性阴道有这么多微生物寄生，然而通常它们在阴道内的生存和繁殖都处于一个动态平衡的状态，不会导致疾病发生。其中乳酸杆菌的作用功不可没，它在阴道正常菌群中数量最大，可以将阴道上皮细胞中的糖原分解成乳酸，使阴道呈弱酸环境，从而抑制其他细菌的生长。此外，部分乳酸杆菌还可以直接分泌过氧化氢，也起到抑制其他细菌生长的作用。

什么情况下女性阴道容易得病？

正如上述所述，阴道内寄生的微生物很多但"大家在一个屋檐下相处"都相安无事，但是在下列一些情况下，会打乱这种平衡状态，导致炎症发生。

（1）体内生理性激素变化。月经前后，雌激素水平下降，这时阴道内的酸碱度会从正常弱酸性向碱性转化，有利于许多微生物繁殖生长。此外，妊娠期，体内雌激素水平明显升高，此时阴道内高雌激素状态又适合一些真菌、加德纳菌及厌氧菌的繁殖生长。所以妊娠妇女容易得霉菌性阴道炎、细菌性阴道病等疾病。

（2）药物影响。长期应用广谱抗生素，会杀灭产生过氧化氢的乳酸杆菌，导致真菌的快速生长。长期使用免疫抑制剂会同样降低阴道内免疫能力，导致生殖道内一些毒力较低的病原体生长繁殖而致病。

（3）某些疾病导致。患糖尿病的女性更容易并发霉菌性阴道炎，这是因为糖尿病患者的阴道上皮细胞内的糖原超过了正常水平，使阴道的酸度增加，促使真菌繁殖，从而诱发霉菌性阴道炎，引起白带增多、外阴瘙痒等症状。此外，糖尿病患者所排出带糖的尿刺激外阴部，因而容易发生外阴炎；同时带糖的尿也容易引起霉菌感染，并使霉菌加速繁殖，从而加重外阴炎。

（4）避孕方法导致。一些杀灭精子的避孕药或薄膜，在对精子起杀灭作用的同时，也会对阴道内乳酸杆菌产生毒性作用，使其产生的过氧化氢减少，则有利于阴道内细菌生长。放置某些宫内节育器，尤其是带有尾丝的节育器，容易使宫颈管内厌氧菌数量提高。

（5）性生活不良。性伴侣过多、性生活过度频繁、性伴侣有性传播性疾病，往往扰乱阴道内环境的平衡状态，尤其是一些性传播性疾病，如：淋病、沙眼衣原体、人类乳头状瘤病毒等，长驱直入致病。

女性的内生殖器是无菌的吗，在什么情况下容易感染得病？

女性内生殖器，包括阴道、子宫、输卵管及卵巢。阴道是经血排出和胎儿自母体娩出的通道，又是性交器官。子宫是孕育胎儿的场所，受精卵在这里着床，逐渐生长发育成成熟的胎儿，足月后，子宫收缩，娩出胎儿。女性从青春期到围绝经期，期间如果没有受孕，子宫内膜会在卵巢激素的作用下发生周期性变化及剥脱，产生月经。输卵管具有输送精子和卵子的功能，并且还是精子和卵子相遇受精的地方。受精后，孕卵经输卵管的输送进入子宫腔着床。卵巢是女性的性腺器官，内有许多卵泡，能产生并排出卵子，分泌性激素，维持女性特有的生理功能及第二性征。至绝经后，卵巢逐渐萎缩。

妇女如不注意月经期、流产及产褥期卫生，或因流产、分娩、手术等创伤时医师未严格遵守无菌操作，或不良的性生活习惯均可导致女性内生殖器（包括子宫、卵巢及输卵管）及其周围的结缔组织、盆腔腹膜发生炎症，称为盆腔炎。盆腔可一处或几处同时发病。由于输卵管、卵巢统称附件，且输卵管发炎时常波及"近邻"卵巢，故又称附件炎。附件炎的发病率很高，炎症进一步发展可波及整个盆腹腔腹膜。

什么是白带，什么样的白带不正常？

女性的白带来源于子宫颈部。在子宫颈的前端外面，有一层比较致密的鳞状上皮细胞，具有很强的抵抗能力，因此在性生活时，即使受到物理性的冲击也不容易发生损伤；而在其内面的子宫颈内口却是具有分泌能力的柱状上皮细胞。当女性在排卵期，卵巢产生雌激素时，由于此处具有较多的雌激素受体，于是在雌激素的直接影响下，柱状上皮细胞就会分泌出许多无色的或微带白色的分泌液，这就是白带。正常情况下，白带在月经期前后不同时间的性状有所不同。比如排卵期，白带增多，呈透明水状，像鸡蛋清一样；月经前，白带会变白、浓稠，甚至有些偏黄；月经后，白带转为较透明的状态。正常白带是白色、透明、黏稠和无臭的液体。

白带中含有许多营养丰富的糖原，它不但起到滋养阴道的作用，而且其中的糖原在阴道乳酸杆菌的作用下，会产生大量的乳酸，这就使女性的阴道呈弱酸性，pH为4~5，从而使进入阴道的致病菌被杀灭或被抑制。这个天然的生理效应被称为阴道的自洁作用。

女性白带异常主要有以下几种症状：

（1）无色浆糊样白带：白带像浆糊发黏，量多，常浸染于内裤。多见于慢性子宫颈炎，另外，使用雌激素制剂较多的妇女也可出现这种白带。

（2）豆渣样白带：白带量多，状如豆渣呈絮状，并伴有阴道奇痒。此种白带多因阴道有霉菌感染或患糖尿病引起。

（3）泡沫样白带：白带呈泡沫状，量多，伴有外阴和阴道瘙痒，如果做阴道白带涂片检验，可查到活动的滴虫。此病常因阴道口奇痒搔抓，又引起化脓性感染，白带变为黄脓泡沫状。

（4）脓性白带：白带呈黄色或绿色脓样，多伴有周身无力、低热等症状。化脓表明有细菌感染，很可能是得了急性阴道炎或宫颈炎。

（5）水样白带：白带清澈如水，常湿透内裤，有一股臭味，多是输卵管肿瘤的征兆。

（6）血性白带：多由宫颈息肉、黏膜下肌瘤、重度慢性宫颈炎甚至宫颈肿瘤引起。

当出现上述异常白带时，应尽早去医院检查和治疗。

妇女需要经常用药物冲洗外阴和阴道吗？

在妇科门诊，经常会有患者要求："医师，我外阴偶尔会瘙痒，给我配些阴道清洗液好吗？"而有的患者在被查出患有阴道炎之后，疑惑地问医师："我很注意卫生的，除了洗澡，还天天用冲洗液冲洗外阴阴道，怎么还会得这种病？"殊不知，对于阴道冲洗液的盲目迷信和误用，恰恰是现代很多女性感染阴道炎的原因。女性阴道内是一弱酸性的环境，其本身对很多细菌就有一定的抑制作用，而子宫颈管所分泌的黏液却呈碱性，对不耐碱的病原体有抑制作用。在这种情况下，女性的阴道可自然地保持清洁与卫生。而一旦阴道的这种内环境改变了，即使平时安分守己的细菌也会乘机"兴风作浪"。然而，市面上销售的很多阴道冲洗液都是碱性的，有的女性天天使用，不仅起不到杀菌的作用，反而会中和了阴道内的酸性，使得阴道抵抗细菌的能力大大下降，给各种病原微生物入侵造成可乘之机。因此，对大多数妇女来说，经常进行阴道冲洗不仅不能增进阴道的卫生，甚至对健康有害。

此外，美国学者观察发现，用阴道冲洗液冲洗阴道的妇女，每月降低妊娠率约30%，年轻者较年长者更明显。其原因还可能是冲洗液改变了阴道的酸碱度和阴道的微生态环境，导致其他病原体的繁殖生长，如支原体、衣原体、加德纳菌、霉菌等的生长，发生不同程度的炎性反应，还有可能会导致输卵管炎、盆腔炎、不孕症甚至宫外孕等妇科疾病的发生。故提醒广大妇女不要滥用药液冲洗外阴阴道。即使是得了阴道炎，也要等查明阴道炎原因后在医师的指导下用药，因为不同的阴道炎需要用不同的冲洗液，如滴虫感染引起的阴道炎，需要使用酸性的冲洗液；而霉菌感染的阴道炎，则需要使用碱性的冲洗液。

什么是妇科炎症？

妇科炎症是一个范畴很广的概念，凡女性的生殖器官，包括外阴、前庭大腺、阴道、宫颈、子宫体、输卵管、卵巢及盆腔腹膜，受到各种致病菌侵袭感染后发生的炎症，统称妇科炎症。据2007年有关临床资料统计，在年轻女性中，约有39%患有妇科炎症；在中年女性中，患有或曾经患有妇科炎症的占69%；妇女一生中至少患一两次妇科炎症的大约占90%以上，可见妇科炎症是妇科疾病中发生率最高的一种。这是由女性生理与解剖结构的特殊性决定的，使女性脆弱的生殖系统成为一生中的"多事"地带。也成为许多全身性疾病的"发源地"。引起妇科炎症的因素很多，除了个人的卫生习惯、身体抵抗力因素外，近些年来性关系紊乱、少女怀孕、未婚流产人数增多等社会因素也成为重要原因。这些因素不仅使得妇科炎症呈现年轻化的特点，而且导致了炎症并发症如异位妊娠、不孕症的比例大大增加，成为目前女性生殖健康中的一个重要问题，同时生殖道感染的防治亦成为妇女保健的重要课题。

哪些部位易得妇科炎症？

女性外阴、前庭大腺、阴道、宫颈、子宫体、输卵管、卵巢及盆腔腹膜等部位均容易发生炎症。发生炎症后如果身体抵抗力好，病菌侵袭性弱，炎症仅局限于一个部位。相反如果身体抵抗力差，病菌侵袭性强，则炎症可同时波及几个部位，严重的炎症还可以扩散至身体其他器官。上生殖道感染又称盆腔炎。急性盆腔炎进一步发展可引起弥漫性腹膜炎、败血症、感染性休克，可危及生命。

为何女性容易得妇科炎症？

得了妇科炎症后一些女性困惑不已：自己平时都很注意个人卫生，甚至外阴也要一天洗上几次，怎么还会得妇科疾病？还有些女性抱怨：没有结婚时，很少去看妇科，可是自从结了婚有了性生活，还真觉得妇科病不少，怀疑一定是男性有问题了。其实女性患妇科病是有很多原因的，不能说个人卫生注意了就没问题了，也不能光说是因为男性导致女性得了病。女性生殖器官从其本身解剖构造方面及所起的生理作用方面来讲，与心、肝、肾、脑等人体其他器官相比，有着很大的特殊性，因而容易受到病菌的侵袭。比如说：

（1）女性外阴部的皮肤菲薄娇嫩，加上皮肤汗腺丰富、皱褶多、隐蔽不暴露、透气性差、局部潮湿，最容易被病菌攻击。

（2）由于女性的阴道与外界相通，故女性的腹腔通过输卵管、子宫、阴道亦与外界相通，这是女性生殖器的独特之处，故外界的病菌容易由阴道进入腹腔。

（3）阴道里本身就常驻很多致病菌，平常免疫力好的时候大家相安无事，但当免疫力下降时，这些致病菌就会兴风作浪，导致炎症的发生。

（4）外阴部的环境有利于细菌生长，尿道与肛门是外生殖器的邻近器官，外阴部经常接触尿液、白带、经血及粪便，容易受到细菌污染；白带及经血又是细菌生长、繁殖的良好环境。前庭大腺及尿道旁腺感染后，细菌可以长期窝藏，成为慢性病灶并可反复急性发作。

（5）育龄期女性性生活较频繁，容易将外界病菌带入生殖道。

（6）绝经后女性和婴幼儿雌激素水平低，局部抵抗力下降，也容易发生感染。

什么情况下容易得妇科炎症？

（1）性活动导致。初次性生活年龄小、有多个性伴侣、性交过频以及性伴侣有性传播性疾病的妇女容易得妇科炎症。由于一些病原体可侵入男方尿道，而男性感染时常常无症状而被忽视，可通过性交而传染给女方。

（2）性卫生不良。月经期因子宫内膜脱落，子宫腔内形成新鲜的创面，如果进行房事且不注意卫生，可能将细菌带入阴道里，进而引起子宫内膜炎、附件炎等生殖器官炎症，甚至有的人因输卵管发炎引起堵塞，导致不育。此外，还可能引起月经紊乱，如月经量增多，经期延长等。

（3）手术操作后感染。人流手术、子宫颈治疗、分娩、人工破膜、剖宫产以及大量妇科手术等，手术操作时消毒不严格，或由于对生殖道造成损伤，引发感染。

（4）分娩、流产或手术后身体抵抗力下降。此时病原体会由生殖道上行感染并扩散到输卵管、卵巢，继而引起整个盆腔炎症。

（5）盆腔或输卵管邻近器官发生炎症。如阑尾炎时，炎症可通过直接侵犯邻近器官引起输卵管卵巢炎、盆腔腹膜炎。

（6）身体有其他疾病。如糖尿病妇女易患外阴阴道炎；长期使用免疫抑制剂的妇女身体抵抗力弱，一旦有病菌入侵，自身不容易清除病菌，引发感染。

哪些异常情况时需警惕可能患有妇科炎症？

正常生育年龄的女性有一定数量的阴道分泌物，但分泌物清亮、透明、无味，不会引起外阴刺激症状。如果出现下列情况，则有必要去医院检查一下。

（1）阴道分泌物增多，色黄脓，呈泡沫样、豆渣样，病情严重时尚可混有血丝，有异常气味。

（2）外阴阴道瘙痒、烧灼感和疼痛，在活动、性交和排尿后加重。

（3）伴尿频、尿急、尿痛。

（4）下腹或腰骶部经常出现疼痛或下坠感，常于月经期、排便、性交时、劳累后加重，伴全身乏力。

（5）月经不调和不孕。

（6）病情严重者，可发生高热、恶心、呕吐、腹泻、腹胀、精神萎靡、嗜睡等。此时炎症已扩散，严重威胁妇女生命，应尽快送医院救治。

经常下腹隐痛是有炎症吗？

每个女性或多或少都有腹痛的经验，当发生腹痛时，最让人关心的莫过于为什么会腹痛，腹痛到底要不要紧，会不会有妇科炎症等问题。

别小看腹痛，腹痛是相当常见的临床症状，其牵涉范围广、性质复杂，有的病因可能十分轻微，有的却是严重疾病。慢性下腹隐痛原因较多，常见的有以下几种。

（1）生殖器慢性炎症。疼痛是慢性盆腔炎的主要表现，长期出现下腹部坠胀痛及腰骶部酸痛，并于劳累、性交后或月经前后加重。由于盆腔淤血，患病女性可有白带增多，卵巢功能损害时可伴月经失调，输卵管粘连阻塞时常伴不孕。全身表现可有低热、疲乏无力，部分女性因长期下腹不适或腰骶疼痛而有神经衰弱症状，如精神萎靡、食欲不振、周身不适、面黄无华、消瘦、失眠等等。

（2）子宫内膜异位症、子宫腺肌症。子宫内膜异位症典型症状为继发性逐渐加重的痛经，疼痛为周期性发作。但也有部分子宫内膜异位症患者的疼痛类似于慢性盆腔炎，有时光凭借疼痛症状很难把两者鉴别开来。表现为非经期下腹有隐痛而行经前后加重，往往伴有性交疼痛，这是由于性交时阴茎反复抽动对宫颈后壁及韧带处异位结节的冲撞所致。此外，常伴有不孕及月经失调。子宫腺肌症与子宫内膜异位症一样，出现继发性痛经，并常伴以月经过多。

（3）盆腔淤血症，又称盆腔静脉曲张症。由慢性盆腔淤血所致。主要症状为下腹部坠痛，平卧时减轻。此外，常伴以腰骶部疼痛、月经过多及白带增加。下腹及腰骶部疼痛于性交后加重。由于性交时疼痛，次日下腹痛、腰痛、白带增多等症状明显加重，因而产生对性生活厌烦的情绪。

（4）肿瘤性疼痛。妇科恶性肿瘤发展到晚期时，可出现难以忍受的顽固性疼痛。下腹疼痛常伴有腰骶部疼痛，且疼痛常放射到下肢。产生疼痛的原因主要是由于盆腔神经受到癌肿浸润或压迫。

（5）排卵期腹痛。有些妇女在月经中期会出现一侧下腹轻微疼痛，有时只有隐隐约约的不适，也有极少数女性疼痛会十分明显。通常疼痛持续1~2天后会自行消失，这种痛称为"排卵痛"，一般不需特殊治疗。

（6）心理性盆腔痛。慢性反复发作的下腹疼痛而找不出器质性病变，可能是心理性盆腔痛。有人认为心理性盆腔痛是一种躯体转换反应，即将某种被压抑的情绪转变为躯体症状，以缓解心理矛盾；也有人因性行为方面有过精神创伤，而对性产生恐惧，出现性交疼痛，进而发展为盆腔痛。患者的主诉内容较多，主要为腰酸背痛及盆腔痛，疼痛程度与部位因人而异。

常见的妇科炎症有哪些？

1.阴道炎

提到阴道炎，不禁让人联想到使人坐卧不宁的瘙痒以及令人难堪的异常分泌物，电视商品广告则委婉地称之为"难言之隐"，而对大多数女性来说又是非常"亲切的"，大约有一半以上的前往妇科门诊就诊的女性就是得了这种烦恼病。阴道炎又可以具体分为以下几种：

（1）霉菌性阴道炎：由真菌感染引起，以外阴瘙痒为主要表现，严重时常坐卧不宁，痛苦不堪，还可伴有尿频、尿痛，阴道分泌物呈豆渣样。炎症易反复发作，影响患病者的生活和工作。治疗常用抗真菌药物，需彻底，以免复发。

（2）滴虫性阴道炎：由阴道毛滴虫引起的，阴道又痛又痒是其典型症状，白带稀薄脓性、黄绿色、泡沫状、有臭味，常伴尿频、尿痛、血尿。治疗选用甲硝唑类制剂。

（3）细菌性阴道病：是一种混合性多种细菌感染，主要有加德纳菌、各种厌氧菌及支原体引起的混合感染。本病占阴道感染性疾病的1/3。主要表现为阴道分泌物呈灰色，像面糊一样黏稠，分泌物有鱼腥样气味，在性交时或性交后异味加重，个别患者外阴可有瘙痒与灼热感，但症状均比滴虫性阴道炎或霉菌性阴道炎为轻。

2.宫颈炎

宫颈炎是育龄妇女的常见病，有急性和慢性两种。急性宫颈炎常与急性子宫内膜炎或急性阴道炎同时存在，但以慢性宫颈炎多见。慢性宫颈炎多于分娩、流产或手术损伤子宫颈后，病原体侵入而引起感染。慢性宫颈炎有多种表现。如宫颈糜烂、宫颈肥大、宫颈息肉、宫颈腺体囊肿等，其中以宫颈糜烂最为多见。慢性宫颈炎的主要症状是白带增多。白带呈乳白色黏液状，有时为黄色或脓样，伴有息肉形成时，可产生血性白带或性交后出血。当炎症扩散到盆腔时可有腰骶部疼痛、下腹坠胀和痛经。

3.盆腔炎

女性盆腔炎包括子宫内膜炎、输卵管炎、卵巢炎、盆腔结缔组织炎及盆腔腹膜炎，是妇女常见病之一。盆腔炎有急性与慢性之分。急性盆腔炎者发病急，病情较重，患者皆有不同程度的发冷、发热和小腹痛。有时泌尿道也可出现受激惹或压迫症状，如尿痛、尿频、排尿困难等症。慢性盆腔炎常为急性盆腔炎未能彻底治疗所致。慢性盆腔炎病情常较顽固，多形成输卵管、卵巢粘连包块，且与周围粘连，抗炎药物不易进入，因而不容易彻底治愈。

妇科炎症有哪些危害？

区区炎症，不可小视，危害可大啦！白带多、瘙痒、异味给妇女带来的尴尬与不便可想而知；腰腹坠胀等不适可使患病者精神不振、食欲下降、形体消瘦，给患者的工作和家庭生活平添诸多困扰。另外，病菌还可能上行感染宫腔，引起子宫内膜炎、输卵管炎症、输卵管粘连积水等等；有输卵管炎症的女性怀孕后发生宫外孕的概率可增加10倍；输卵管粘连使精卵结合受阻，常引起女性无法怀孕生子，遗憾终身。有些病毒感染可使女性发生宫颈肿瘤。炎症形成的粘连、瘢痕以及盆腔充血常常引起妇女长期慢性下腹酸痛、腰骶酸痛，在月经期或劳累后或身体抵抗力下降时炎症反复发作。有个别妇女感染严重无法控制，可弥漫至整个腹腔，还可导致身体其他器官部位的炎症，最后发生败血症，危及生命。

得了妇科炎症平时要注意些什么？

通常情况下妇女得了妇科炎症会出现两类情况，分别走入两种误区，而这些误区又直接影响着她们的生殖健康，甚至生命。

误区一：过于大意。一些妇女认为妇科得个炎症是常见小事，不必大惊小怪；还有些妇女受传统思想影响认为妇科炎症是难以启齿的疾病，这些人均会擅自去药房买药，放弃正规检查和治疗。殊不知，盲目乱用药反而延误病情，导致病情加重，甚至威胁生命。

误区二：过于谨慎。担心得了炎症治疗不彻底会落下病根痛苦一辈子，也忧虑炎症会招致肿瘤等发生，这些患者就会过分应用抗生素。但是长时间应用抗生素的直接结果是人体对抗生素产生耐药，阴道正常菌群的平衡失调，一些致病菌或真菌迅速滋生，而使感染反复、迁延和难治。

故提醒有上述症状的妇女对于妇科炎症千万不要不当回事，那种认为妇科炎症很普遍、人人都会得的想法，或者过度使用抗生素都是要不得的。对妇科炎症的治疗，必须注意以下几点：一是要及时治疗，拖得越久治疗难度越大，引起并发症的可能性也就越大。二是一定要到正规专业医院进行科学诊治，切不可找小门诊治疗或随便买点消炎药自诊自治，这往往会贻误病情。三是妇科炎症大多比较容易复发，因此一定要治疗彻底，不可半途而废，以避免复发和防止可能发生的并发症。

除此以外，还需注意以下一些事项：

（1）平时注意个人卫生，保持外阴清洁，每日至少清洗外阴一次，清洗时用温水，或用少量浴液。同房前双方注意清洗外阴，尤其是男方卫生习惯欠佳的。

（2）经常反复发作的外阴阴道炎的妇女，内裤及清洗用的毛巾等物品应煮沸5~10分钟以消灭病菌，并强调同时对性伴侣进行检查和治疗。

（3）如果是外阴阴道炎或由性传播的性疾病治疗期间，应该禁止性生活，一方面可以避免性交时的摩擦使阴道充血炎症加剧，另一方面可以防止交叉感染，形成恶性循环。如果一定要进行性生活，则必须使用具有防止感染性疾病传播作用的避孕套。否则，必须在治疗结束下次月经干净后复查，确定炎症治愈后方可恢复性生活。

（4）注意月经期、流产及产褥期的卫生，使用消毒的卫生用品，遵照医师规定的时间禁止性生活和盆浴，不宜过于劳累。

（5）不要盲目使用冲洗液。女性阴道为酸性环境，有自净作用，长期用洗液清洗下身，会杀死对身体有益的阴道杆菌，使局部抵抗能力下降，增加感染机会。

（6）注意性生活，要有固定的性伴侣，杜绝同时多个性伴侣。性生活要有节制，每3~4天性交1次较为合适。

（7）尽可能避免使用卫生条件比较差的旅店、浴池等的公共毛巾、浴巾及坐式马桶，以免消毒不严交叉感染某些病原体。

（8）饮食宜清淡，忌辛辣刺激，以免湿热或耗伤阴血。注意饮食营养，增强体质，以驱邪外出。

（9）阴道炎患者应稳定情绪，加强锻炼，增强体质，提高自身免疫功能。

（10）生活要有规律，劳逸结合，不要使自己经常处于高度紧张状态，以免破坏自身免疫系统的抵抗力。因为妇女平时阴道内就有细菌存在，身体抵抗力强时，这些细菌并不致病，而当抵抗力下降时，就会发病。

得了妇科炎症需要做哪些检查？

女性一旦怀疑自己得了妇科炎症，建议去正规专业医院进行全面详细的检查，切忌图方便而去非正规诊所就诊。

（1）妇科检查：首先必须做详细的妇科检查，观察外阴部有无红肿、溃疡、皮炎、尖锐湿疣之类，其次阴道窥视看看有无红肿、溃疡、赘生物，注意阴道分泌物的颜色、量和气味。宫颈检查要了解宫颈有没有炎症、糜烂等。双合诊或三合诊检查宫颈有无举痛，子宫的大小、形态以及位置、活动度是否正常，有无压痛。再检查附件大小、形态、活动度，有无包块、压痛。

（2）白带常规化验：了解白带中有无滴虫、念珠菌、加德纳菌及白细胞的数量。

（3）病原菌培养：可做一般细菌培养，包括葡萄球菌、链球菌、大肠埃希菌等，还可做念珠菌、淋病双球菌、支原体、衣原体等病原菌培养。

（4）宫颈刮片：是筛查早期宫颈癌的重要方法，故又称"防癌涂片"。目前临床常用巴氏5级分类法。巴氏Ⅰ级：正常；巴氏Ⅱ级：炎症，指个别细胞核异质明显，但不支持恶性；巴氏Ⅲ级：可疑癌；巴氏Ⅳ级：重度可疑癌；巴氏Ⅴ级：癌。

（5）胺试验：患细菌性阴道病的白带可发出鱼腥味，它是由存在于白带中的胺通过氢氧化钾碱化后挥发出来所致。

（6）线索细胞：线索细胞是指细菌性阴道炎患者有许多杆菌凝聚在阴道上皮细胞边缘，在悬滴涂片中见到阴道上皮细胞边缘呈颗粒状或点画状致使模糊不清者即为线索细胞，它是细菌性阴道病的最敏感最特异的征象。

（7）人类乳头状瘤病毒检测：应及早发现和治疗阴道和宫颈的人类乳头状瘤病毒感染。

（8）血常规和C-反应蛋白：急性炎症时白细胞和中性粒细胞可升高，C-反应蛋白升高。贫血者可伴有红细胞和血红蛋白下降。

（9）超声检查：一般的内外生殖器炎症超声通常是无法判断的，除非有盆腔炎性包块，超声检查的目的还是为了排除卵巢肿瘤、子宫肿瘤等疾病。

（10）阴道镜：阴道镜检查主要用于观察下生殖道的子宫颈、阴道和外阴病变。由于阴道镜可将病灶放大10~40倍，借以观察肉眼看不到的较微小病变，又可在阴道镜定位下做活组织检查，从而提高阳性检出率，协助临床及早发现癌前病变和癌变。

（11）宫腔镜和腹腔镜检查：能直视宫腔和腹腔内情况，鉴别慢性子宫内膜炎与子宫内膜癌、子宫息肉、子宫黏膜下肌瘤等疾病；鉴别盆腔炎性包块与子宫内膜异位症、附件肿瘤、子宫肿瘤等疾病。

为什么妇科炎症必须坚持男女同治？

女性患滴虫和霉菌性阴道炎后，女方会通过性交将病原体传给丈夫，使丈夫成为带菌者。据报道阴道炎患者的男性配偶60%~90%会有泌尿道滴虫或霉菌感染。但由于男性生理结构异于女性，仅有不到20%的人有症状，大多数男性并无明显症状，因此常被忽略。如果仅妻子一方治疗，而丈夫不治，性生活又无保护，则妻子即使治愈，也会通过性生活被丈夫再次传染，又成为传染源。病原体在夫妻双方间反复"传递"，如此周而复始，双方的疾病都顽固难愈。因此，对患滴虫病或霉菌的妇女要求夫妻双方同时治疗，已成为临床治疗的常规。

对于盆腔感染性疾病的患者，症状出现前60天内接触过的性伴侣应进行检查和治疗，因为其性伴侣会感染淋病奈瑟菌或沙眼衣原体，无论是否查到病原体都建议进行治疗。

得妇科炎症期间能同房吗？

有些妇女得了妇科炎症，整天忧心忡忡，生活工作都受影响，更不要说过性生活了。还有些妇女甚至认为妇科炎症就是性生活引起的，所以干脆就禁止了性生活。另有部分女性会认为反正妇科炎症是常见病，对生命没有任何威胁，性生活照旧。其实呢，这些都是不科学的态度，下面我们从不同的炎症谈起。

（1）外阴阴道炎　如果是外阴阴道炎或性传播性疾病治疗期间，应该禁止性生活，一方面可以避免性交时的摩擦使阴道充血炎症加剧，另一方面可以防止交叉感染，形成恶性循环。如果一定要进行性生活，则必须使用具有防止感染性疾病传播作用的避孕套。否则，必须在治疗结束下次月经干净后复查，确定炎症治愈后方可恢复性生活。

（2）宫颈炎　宫颈炎是一种很常见的妇科疾病，半数以上的妇女患有或者患过宫颈炎。宫颈糜烂不是一种独立的疾病，而是慢性宫颈炎的一种表现形式，除了宫颈糜烂以外，慢性宫颈炎还包括宫颈息肉、宫颈囊肿等等。常有医师会对患者说，慢性宫颈炎就是由性交引起的，患病后不能再性交，这是很不负责任又无科学依据的偏见。其实慢性宫颈炎通常对性活动没有什么太大的影响，所以患病期间还是可以有正常性生活的。然而必须提醒广大妇女注意的是：过频而粗暴的性生活，特别是不和谐的性生活，倒是可能会使宫颈炎加重；宫颈糜烂治疗期间是严格禁止性生活的，否则很难达到预期的治疗效果。

宫颈炎急性发作期间应避免性生活。此外，宫颈HPV感染、性传播疾病未痊愈之前，可以有性生活，但必须使用隔离避孕套。

（3）盆腔炎　盆腔炎是女性内生殖器及周围结缔组织、盆腔腹膜发生的炎症。从发病过程、临床表现上可分为急性与慢性两种。

急性盆腔炎有腹痛、高热时，患者毫无性生活兴趣，如男方不能体谅女方，勉强性交，将引起女方厌恶，影响夫妇感情，更难引起性高潮，尤其在阴茎插入深部或做抽插动作时，易引起盆腔深部的撞击疼痛。更重要的是急性期炎症未得控制而易促使病情恶化。手术者，术后也不宜过早性交。否则，易引起炎症发作，或是阴道出血。

慢性盆腔炎是前者未能彻底治疗或患者体质较差，病程迁延所致，不属于性传播疾病，因此治疗时可以适当安排性生活，更不会通过性生活传染给男性。但需要注意的是，性生活次数宜相对减少，时间不宜太长，动作也不能太粗暴，以免盆腔充血时间过长诱发急性发作。同时，患者需在性生活中注意以下几点：身体状况不佳、过度劳累时尽量避免性生活，身体明显感到不适或阴道分泌物出现异常时，则要减少；急性发作时杜绝性生活；注意避孕，以免流产手术增加急性发作的概率。此外，丈夫应注意性生活中将动作放慢，以防撞击女方深部组织，引起疼痛和不适。

幼女会患妇科炎症吗？

妇科病向来都被认为是成年妇女的事，其实它的魔爪同样也会伸向幼女。幼女外生殖器较成人更娇嫩，且暴露在外，容易受感染和损伤，以外阴阴道炎常见。医学上把幼女外阴阴道炎分为两类：非特异性与特异性外阴阴道炎。

幼女非特异性外阴阴道炎常常是由外生殖器及肛门卫生不良所导致，如：穿开裆裤，排便后草纸由肛门往前擦，粪便未擦净污染内裤，肠道细菌如大肠埃希杆菌、肠球菌等到达外阴及阴道，引起炎症。此外，肠寄生虫携带者，如蛲虫可由肛门入阴道刺激黏膜，引起感染。异物误入阴道，尼龙丝、人造纤维内裤、肥皂、洗涤剂及局部用药，均可引起幼女外阴阴道炎。这种阴道炎多见于3~7岁女孩，婴儿少见。患儿主诉灼热、瘙痒、外阴水肿、炎性发红，阴道口见多量脓性分泌物。应加强卫生指导，幼女尽早穿满裆裤，饭前便后洗手，养成便后由前向后擦抹习惯，勤洗外阴，勤换内裤，保持外阴清洁。

幼女特异性外阴阴道炎常常是因为母亲孕期有妇科炎症或某些性传播疾病，未经治愈者，分娩时传至婴儿。如襁褓霉菌性外阴阴道炎是婴儿特有的疾病，病变从会阴开始，常局限于包裹部位，见于健康情况差、特别是长期应用抗生素的幼儿。此外，幼女阴道发育不成熟，易受淋球菌感染，可由直接或间接接触得来，间接途径多见，如家庭成员或保姆患病，可通过人的接触，或毛巾、或厕所传染。临床表现为急性外阴炎、外阴红肿、处女膜及阴道充血，有多量稠的黄色脓性分泌物，排尿困难，行走疼痛等。故应针对患病的孕妇进行彻底治疗。幼女必须注意保持外阴清洁，浴巾、毛巾和脚盆要专人专用，防止间接传染。

幼女或未婚女性的宫颈糜烂是病吗？

在幼女或未婚妇女有时见宫颈呈红色、细颗粒状，形似糜烂，但事实上并无明显炎症，是宫颈管柱状上皮外移所致，属于非病理性宫颈变化。

宫颈糜烂是如何愈合的？

宫颈糜烂愈合过程中，柱状上皮下的基底细胞（储备细胞）增生，最后分化为鳞状上皮。邻近的鳞状上皮也可向糜烂面的柱状上皮生长，逐渐将腺上皮推移，最后完全由鳞状上皮覆盖而痊愈。糜烂的愈合呈片状分布，新生的鳞状上皮生长于炎症糜烂组织的基础上，故表层细胞极易脱落而变薄，稍受刺激又可使糜烂复发，因此愈合和炎症的扩散交替发生，不易彻底治愈。

老年女性容易得哪些妇科炎症，需要治疗吗？

女性绝经后进入老年期，有些女性尽管自身非常注重讲究卫生，平时也有良好的卫生习惯，但仍然十分容易发生阴道炎。这是由于绝经后卵巢功能停止，体内雌激素大大降低，阴道黏膜萎缩，阴道壁变薄，其上皮内的糖原含量减少，抵抗力减弱，阴道自净作用降低，因此容易受细菌感染而发生老年性阴道炎。如果发生阴道壁创伤或合并子宫内膜炎时，更容易诱发阴道炎症。

绝经后的女性发生老年性阴道炎是非常多见的。多数患者根本没有任何临床症状，偶尔在妇科检查时发现阴道壁或宫颈散在点状充血点，这种情况就不需要治疗了。如果老年人症状明显，白带增多，阴道有灼热感，阴道壁可见散在出血点或片状出血斑，甚至发生阴道流血；或者出现邻近的尿道口上皮细胞因雌激素水平下降萎缩而感染，同时伴有尿频、尿急、尿痛等尿路刺激症状，这时就需要治疗了。治疗前除妇科检查外，还要做宫颈刮片找癌细胞，以排除有宫颈癌，同时也要检查白带中有无滴虫或霉菌，必要时还要进行诊断性刮宫，以排除子宫内膜恶性病变。

根据老年性阴道炎的特点，治疗可适当补充雌激素，改善阴道内环境，增加阴道黏膜的抵抗力和抑制细菌的生长，可采用以下措施：

（1）采用含有雌激素的油膏局部用药。此种油膏为雌激素和一定量的抗生素按一定比例制成膏状药物。上药前先清洗外阴，拭干后，用推注器将药膏直接推入外阴、阴道，隔日放药1次，2~3次后即可收效。

（2）小量雌激素口服。通常可用炔雌醇0.0125mg或混合雌激素片（倍美力）0.3mg，每日1次，口服，不仅可以治疗老年性阴道炎，对尿频、尿失禁等症状亦可明显改善。但是雌激素制剂对于乳腺癌和子宫内膜癌患者禁止应用，肝功能异常者亦不宜应用。

（3）抑制细菌生长。用1%乳酸或0.5%醋酸液冲洗阴道，每日1次，增加阴道酸度，可抑制细菌生长。阴道冲洗后，应用抗生素如保妇康栓、甲硝唑栓、诺氟沙星胶囊等放于阴道深部，每天1次，7~10天为一个疗程。

此外，老年女性由于雌激素水平低下，使得子宫内膜萎缩变薄，局部抵抗力降低。同时，宫颈管无黏液堵塞，不能防御上行感染，因此子宫内膜易受细菌感染，感染后造成子宫内膜表浅血管破裂出血，严重时局部有溃疡形成，加上宫颈管阻塞，如宫腔内炎性分泌物不能外流或引流不畅，即可形成宫腔积脓。患者常常有下腹隐痛、阴道分泌物增多、阴道少量出血等表现，超声检查内膜线分离伴宫腔可有少许积液。由于老年女性机体反应较差，感染后临床症状不典型，很少出现寒战、高热、下腹剧痛等表现。对于老年性子宫内膜炎，主张先做诊断性刮宫或宫腔镜检查明确诊断，排除内膜恶性病变后应用抗生素或中药治疗。

妇科炎症会影响怀孕吗？

大家都已了解，人类的诞生是一个复杂而奥妙的过程，孕育宝宝不仅要有正常的性生活，男女双方还要具备基本的受孕条件。性交后精子射于阴道内，随后穿透宫颈管进入子宫腔后，继续向上游动，经过子宫角，到达输卵管，在输卵管壶腹部受精，受精卵又回到子宫内膜着床，新的生命就这样开始了。上述过程中女性的阴道、宫颈、子宫内膜、输卵管、卵巢等器官都在其中担当了重要的角色。

女性的阴道是性交器官，精子射于阴道内，排卵期宫颈黏液变稀薄，有利精子穿过，黏液呈碱性能保护精子。子宫内膜是孕育宝宝的温床，受激素影响内膜增生变厚，并有腺体分泌，为精子通过宫腔提供营养，又为受精卵着床、种植提供足够的营养，作好充分准备。盆腔内无粘连，输卵管蠕动能力正常，输卵管伞可以搜集盆腔液中的卵子，精子与卵子在输卵管壶腹部结合，输卵管又通过蠕动将受精卵送回子宫腔内着床、种植。一旦上述受孕过程中的任何一个细节发生问题，都将使受孕失败。当然妇科炎症也毫不例外地会影响到这些环节。

妇科炎症的种类繁多，这些不同部位的炎症或相同部位不同程度的炎症对生育的影响程度也各有所不同。

阴道有炎症时，大量脓细胞可以吞食精子，降低精子活力，缩短寿命。淋球菌、支原体、衣原体、滴虫、霉菌等病原体的存在，除可直接吞噬精子外，还可使精子数量减少，质量降低。此外，由于交叉感染，男方会因感染而引起尿道炎、前列腺炎、附睾炎，直接影响精子的质量，降低受孕率，甚至导致不孕。

宫颈糜烂与不孕之间有一定的关联性，但无绝对的必然性。轻度宫颈糜烂对生育是不会造成太大的影响，而中到重度糜烂，子宫颈管内黏稠脓性白带增多，一方面不利于精子运动和穿透子宫颈管，另一方面大量白细胞可以吞噬精子，对生育是有一定影响的。此外，宫颈管息肉是因为宫颈管黏膜长期受炎症刺激增生形成的，它可以直接影响精子的通畅穿透而致不孕。

　　子宫内膜是孕育宝宝的温床。急性子宫内膜炎症时，子宫内膜充血、水肿、有大量炎性渗出物，严重者内膜坏死、脱落形成溃疡。一方面炎性渗出物有杀伤精子作用，另一方面炎症改变了子宫内的正常环境，即使有个别侥幸存活的精子与卵子结合成受精卵，也不能在子宫内着床。部分患者急性内膜炎严重，炎症控制后，可留下严重的后遗症，即子宫内膜组织破坏，宫腔形成粘连、瘢痕，导致月经量减少，病变广泛者甚至闭经，这种伤痕累累的宫腔想孕育宝宝相当困难。此外，慢性炎性子宫内膜局部血管和结缔组织增生，可形成子宫内膜息肉，即蒂性息肉状赘生物突入宫腔内，息肉大小和数目不一，多位于宫体部，这种息肉状赘生物犹如"杂草"生长于子宫内膜，影响着床。

　　输卵管是精子和卵子"鹊桥相会"的场所。输卵管发炎时，黏膜层反复炎症、充血，久之纤毛运动功能受损或纤毛被损坏，妨碍精子和卵子运送，影响受孕或导致宫外孕；输卵管积脓或输卵管卵巢脓肿后，管腔内脓液吸收，被浆液性渗出物代替形成输卵管阻塞积水，精子无法和卵子相遇结合，直接导致不孕；输卵管周围炎症后形成的粘连造成输卵管扭曲，形似腊肠或呈曲颈的蒸馏瓶状，影响输卵管蠕动和拾卵作用，不仅受孕机会随之减少，还可能导致宫外孕。此外，因输卵管炎症使卵巢功能受损而月经不调，也会影响排卵从而导致不孕。据报道，输卵管炎症是导致不孕症的重要原因，占不孕症的30%~40%。急性盆腔炎后不孕的发生率为20%~30%，且不孕发生率与发作次数有关，第一次盆腔炎发作后，不孕危险性为8%~13%，第二次为19%~36%，第三次为40%~60%。

怀孕妇女会不会得阴道炎，用药物治疗安全吗？

　　整个孕期如同一次特别的旅行，你会发现你和发育中的小宝宝正朝一个崭新的世界前行。你的体内常常会经历一些新的变化，如妊娠期性激素水平升高，使阴道上皮内糖原含量增加，阴道pH有所改变；同时肾糖阈降低，尿糖含量增高，这些变化都有利于孕妇阴道致病菌的生长繁殖。

（1）念珠菌性阴道炎 据统计，约有1/3的孕妇阴道中带有念珠菌，发病率在15%左右，而普通健康妇女阴道中的带念珠菌率仅为10%~20%。另外，当胎儿经阴道分娩时，也可能被念珠菌感染，多引起口腔念珠菌病，如通常所说的鹅口疮就是口腔念珠菌感染引起的。有些婴儿还可能出现肛门周围念珠菌性皮炎。由此可见，为了避免感染胎儿，孕妇患此病后应积极治疗。治疗以局部用药为妥，如制霉菌素栓、克霉唑栓（凯妮汀栓）、保妇康栓等外用药物对孕妇和宝宝都是安全的，避免口服唑类药物。孕期念珠菌阴道炎易反复发作，必须反复治疗，一般产后即自然停止发作。

（2）滴虫性阴道炎 妊娠期体内高雌激素有利于阴道内厌氧菌的生长。妊娠期滴虫性阴道炎不仅造成与非妊娠期同样的不适感，影响生活及工作，而且还有围生期感染所致的不良后果。孕中期感染滴虫性阴道炎者胎膜早破、早产、低体质量儿发生率明显增加，因胎膜早破致宫内感染的也有报道。故最近美国疾病控制中心认为对有症状的孕妇需进行治疗，既往认为妊娠期应用甲硝唑可能有致胎儿畸形作用，故不主张应用。而最近美国的一些研究证明，人类妊娠期应用甲硝唑并未增加胎儿畸形率，且全身用药能有效灭活滴虫菌，优于局部用药。推荐甲硝唑400mg，口服，每天2次，共7天。局部用药方案：甲哨唑（灭滴灵）泡腾片阴道内置入，每日1次，连续7~10天。

（3）细菌性阴道病 细菌性阴道病是由于阴道内乳酸杆菌减少而其他细菌大量繁殖，主要是加德纳阴道杆菌、各种厌氧菌及支原体等引起的混合感染。妊娠期细菌性阴道病会导致一些不良妊娠结果，如自然流产、绒毛膜羊膜炎、胎膜早破、早产、宫内感染、胎儿宫内生长受限等。由于本病与不良妊娠结果有关，对任何有症状的孕妇及无症状的高危孕妇均需进行细菌性阴道病的筛查和治疗。由于本病在妊娠期有合并上生殖道亚临床感染的可能，多选择全身口服用药。推荐的治疗方案为甲硝唑400mg，每天2次，连服7天。或克林霉素0.3g，每天2次，连服7天。近年来，生物治疗越来越受到重视，乳酸菌活菌阴道胶囊每粒含600万活乳酸菌，通过阴道上药乳酸菌活菌能黏附于阴道壁，能有效改善阴道内酸性环境，抑制阴道加德纳杆菌等致病微生物，调整由于各种原因引起的菌群失调，恢复阴道内生态环境，是细菌性阴道病理想的治疗药物。

什么是产褥感染？

产褥期是指从胎盘娩出至产后42天这段时间。产褥感染就是指在这段时间内，由于致病细菌侵入产道而引发局部或全身性的感染。产褥感染又称为产褥热，是女性在产褥时期比较常见的并发症，其发病率为6%左右。迄今为止，产褥感染对于产妇仍构成严重威胁，与产后出血、妊娠合并心脏病、严重的妊娠期高血压疾病一起构成孕产妇死亡的四大原因，应当引起足够重视。

分娩给机体带来较多创伤，再加上产时体力消耗大，抵抗力下降，这时病原体易乘虚而入。此时如果加上产妇又有孕期卫生不良、严重营养不良、贫血、胎膜早破、产后出血等合并症及并发症，那么造成的产褥感染就可能迅速扩散，甚至危及生命。从体表至内生殖道生殖器官可引起的感染如下。

（1）急性外阴、阴道、宫颈、剖宫产切口感染。会阴撕裂伤或会阴侧切伤口是会阴感染最常见的，可见伤口疼痛、充血、水肿，针孔感染化脓，严重者伤口裂开。阴道若有感染可见阴道疼痛，黏膜红肿，分泌物多，有臭味，严重者甚至出现溃疡，畏寒、发热。宫颈感染可见宫颈红肿，脓性分泌物，有臭味。剖宫产切口处发生感染，局部出现红肿、化脓、压痛明显等症状，拆线以后刀口裂开。

（2）盆腔内感染。子宫内膜是最常受累的部位，致病菌可通过子宫内膜侵入到子宫肌层。如果产妇的抵抗力较弱而致病菌毒力强，则可继续向宫旁结缔组织扩散，形成盆腔结缔组织炎及附件炎，甚至形成急性盆腔腹膜炎，严重者可形成盆腔脓肿。症状可见腹痛明显，阴道内大量脓性分泌物并伴有臭味，高热，寒战，白细胞升高。体温常超过38℃，热度持续24

小时不退。

（3）血栓性静脉炎。包括盆腔内血栓性静脉炎和下肢血栓性静脉炎。盆腔内静脉炎可累及子宫静脉、卵巢静脉、左肾静脉、下腔静脉。炎症向下扩散可形成下肢血栓性静脉炎，症状可见患肢疼痛、肿胀、皮肤发白、局部皮肤温度上升，俗称"股白肿"。如果发生栓子脱落，栓子可栓塞在肺、肾、脑，引起严重后果。血栓性静脉炎可表现为寒战、高热、腹痛、下肢持续性疼痛。

（4）脓毒血症、败血症。感染血栓脱落进入血循环，可引起脓毒血症。若细菌大量进入血循环并繁殖形成败血症，患者持续高热、寒战，全身中毒症状明显，可出现心、脑、肾等脏器功能损害，甚则出现昏迷、休克，严重危及生命。

什么是性传播疾病？

性传播疾病是指可经性行为或类似性行为传播的一组传染病。性传播疾病与传统性病明显不同。传统性病包括梅毒、淋病、软下疳、性病性淋巴肉芽肿及腹股沟淋巴肉芽肿5种。1976年，世界卫生组织（WHO）把性病所包含的种类扩大至十多种，规定：凡与性行为、性接触密切相关的各种传染病统称为性传播疾病（STD）。目前已用"性传播疾病"代替过去使用的"性病"一词，包括至少50种微生物感染所引起的疾病。新增病种有：生殖器疱疹、传染性软疣、尖锐湿疣、艾滋病、非淋菌性尿道炎、巨细胞病毒感染、传染性单核细胞增多症、阿米巴病、生殖器念珠菌病、加德纳菌性阴道炎、肠梨形鞭毛虫病、疥疮、滴虫病、股癣、盆腔放线菌病、肠道细菌感染、肺包虫病、弓形体病、阴虱病、类圆线虫病、隐孢子虫病、乙型肝炎等。我国已规定将淋病、梅毒、尖锐湿疣、非淋菌性尿道炎、生殖器疱疹、软下疳、艾滋病等几种疾病作为我国的性病监测病种，其他如乙型肝炎、阿米巴病、阴道念珠菌病、滴虫病等虽然也可以通过性交传染，但性交只是其途径之一，未列入监测病种。而且在做诊断时，应考虑到性病在人们认识中的传统观念，尽量避免把非监测病种定性为性病。

性传播疾病只能通过性行为传播吗？

一些人认为"好"姑娘不会得性传播性疾病。如果得了性传播疾病，对单身者来说，就会被戴上"性乱"的帽子，而对于有单一性伴侣的人，则会被看作"不忠贞"。其实，性传播性疾病主要是通过性行为传播，但也可以通过其他途径感染，如：直接接触患者的新鲜感染组织或其新鲜分泌物而感染；经静脉输注受感染的血液；可经胎盘、产道等途径由母亲传给胎儿或新生儿。

妇科炎症都与性接触有关吗？

一些患者常常会走入一些误区，认为有些阴道炎、宫颈感染可以通过性生活而发生交叉感染，性病也大多是通过性接触传染的，这样一来，他们似乎认为所有的生殖道感染都与性接触有关，避免了性接触也就避免了妇科炎症。

上述这些观点是片面的。目前已知，生殖道感染的途径除性传播感染以外，还有内源性感染、医源性传播、间接传播、上行感染、经淋巴或血循环传播、直接蔓延和母婴传播等等方式。

（1）内源性感染：指正常情况下，生殖道内（例如阴道）寄生的一些微生物由于某些因素的影响，失去了原有的菌群平衡，某些致病菌开始繁殖生长，从而出现感染的症状。平时常见的细菌性阴道病就属于这一类感染。

（2）医源性传播：是指由于医疗原因造成某些病原体的繁殖生长从而引起的感染，例如上环、取环、人工流产、分娩助产时器械消毒不严等引起的子宫内膜炎、盆腔炎；输血引起的梅毒、艾滋病等。

（3）性传播感染：是指直接通过性行为引起的感染，如淋病、尖锐湿疣、梅毒等都属于这一类疾病。

（4）间接传播：病原体经公共浴池、浴盆、浴巾、游泳池、坐式便器、衣物、污染的器械及敷料等传播。

（5）上行感染：病原体侵入外阴、阴道后，或阴道内菌群，可沿生殖道黏膜上行感染宫颈、子宫内膜、输卵管及盆腹腔等脏器。上行感染是盆腔炎的主要感染途径，淋病双球菌、衣原体及葡萄球菌常常沿此途径扩散。

（6）经淋巴或血循环传播：病原体先侵犯人体的其他系统，再经淋巴或血循环感染生殖器，如结核杆菌、厌氧菌的感染多沿此途径。

（7）直接蔓延：腹腔其他脏器感染后，直接蔓延到内生殖器，如阑尾炎可引起输卵管炎症。

（8）母婴传播：患有艾滋病、梅毒等疾病的孕妇可以将病毒通过胎盘的血液循环传播到胎儿体内；或是孕妇罹患念珠菌性阴道炎、滴虫性阴道炎、尖锐湿疣等疾病时，在分娩过程中胎儿经过已经被污染的阴道时而被感染；或是出生后通过患病母亲的乳汁感染。

由此可见，生殖道感染途径多种多样，不一定都和性接触有关。

妇科炎症反复感染容易变成癌症吗？

通常来说，癌瘤的发生可因病毒感染，主要还是由遗传基因和其他诸多复杂因素而引起。所以生殖道反复感染炎症一般不会导致恶性肿瘤的发生，所以感染者不必整天忧心忡忡。

但是迄今为止，科学家已经证明有一种癌症是直接由病毒感染宫颈后引起的，即宫颈癌。大多数宫颈癌是由HPV反复持续感染造成的，HPV中文名称为人乳头状瘤病毒，有几种类型，其中跟女性生殖道感染有关的有40多种，分高、中、低危三种类型，其中跟宫颈癌关系最密切的就是HPV的高危型16和18型。所幸的是，并不是所有的HPV感染者都会发展成为宫颈癌，大部分HPV感染的患者可以自然消退，一般自然被清除的时间大概是7~12个月，只有极少数的高危型HPV在反复持续感染的情况下才导致宫颈的癌前病变或癌。

此外，过去有许多研究报道提示：患生殖器疱疹的女性，其宫颈异常增生的发生率增高，宫颈癌的发生率也增加。而近几年，这种观点已逐渐被否定。但是，如果得了生殖器疱疹，还是建议每年进行1次宫颈巴氏涂片检查，因为一些疱疹易感因素可能也会是癌症易感因素。

女性如何精心维护自己的生殖健康？

一位著名的妇产科医师曾说：女性生殖系统是劳苦功高和多灾多难的器官；如果每个妇女都能把生殖系统保护好，女性的平均寿命还将显著延长。由此可见，女性的生殖健康需要小心维护，因为它不仅直接影响到女性的整体健康，而且还关联到整个家庭的快乐和幸福，进而关系到整个民族的素质和社会的稳定。

随着婚姻观和性观念等的改变，现在婚前性生活、婚外恋、多个性伴侣等已不罕见。因发生意外妊娠而施行人工流产；因不洁的性生活而发生生殖道感染，性传播性疾病的情况亦在上升。故呼吁广大妇女要懂得性解剖知识，要像爱护自己眼睛一样爱护自己的生殖器官，注意性卫生、性保健，做到自尊自爱，做好自我保护。

病因篇

妇科炎症的病因是什么？

日常生活中，很多妇女都会出现生殖器官不同程度的炎症，诸如白带色黄有异味、外阴瘙痒、经常腹痛等等。这些情况往往容易反复发作，严重影响了女性的日常生活质量。那么究竟是什么原因引起的妇科炎症呢？我们知道病因是多方面的，大体可分为生理性病因与病理性原因两个方面。

1.生理性病因

女性生殖器官由于生理结构的一些特殊性，在特殊情况下往往反而容易导致疾病的产生。女性生理性病因主要是以下几个方面：

（1）首先，我们知道，妇女有天然的比较完美的保护屏障，增强了对感染的防御能力，在正常生理状态下，外阴的大阴唇自然合拢，像两道天然的屏风，遮盖阴道口、尿道口，防止外界微生物的污染，但是女性的外阴部位皮肤非常娇嫩，皮肤汗腺丰富，皱褶多，隐蔽不暴露，透气性差，也容易被病菌攻击。当天气炎热，穿着不透气，局部汗液较多时，加上局部的摩擦，易产生病变，如局部的毛囊炎、疖肿等。

（2）通常情况下，阴道上端与子宫、输卵管相连直通腹腔，下端则与外界直接相通，这是女性生殖器的独特之处。因此当出现生殖器官的炎症时，特别是在抵抗力、免疫力下降的时候，病菌可由阴道进入子宫，再通过输卵管进入卵巢、腹腔，导致盆腔炎症的产生。

（3）女性的阴道有天然的自净作用。通常情况下，阴道前后壁紧贴在一起，阴道内含有大量的乳酸杆菌，它分解糖原后产生乳酸，使阴道酸碱度保持在pH4~4.5之间，阴道内呈现为一个弱酸性环境。而宫颈管内黏液分泌形成黏液栓呈碱性，这种阴道组织解剖学及生物化学特点不利于有害菌的生长、繁殖和上行。但在局部遭到破坏以及抵抗力下降时，有些病菌和病原体就会乘虚而入。当妇女开始有性生活后，精液、月经、口服避孕药或是抗生素的广泛应用会干扰阴道的pH，减弱阴道的酸性保护，有利微生物的生长，增加阴部受感染风险，当有特殊病原体侵入时，即可引起炎症反应。

（4）阴道的开口处前方是尿道口，后方是肛门，很容易遭受尿液、粪便的污染，容易滋生病菌。其中，既有常驻的各种微生物（包括细菌、病毒和支原体等），又可因性接触而临时带入多种病原体。在一些健康带菌者中，虽然可以检出携带真正的致病菌，但并不发病。如果平时不注重个人卫生，再加上生态平衡失调，则会导致菌群失调，进而发病，增加受感染的风险。

（5）由于月经、妊娠等原因，子宫颈长期浸泡于刺激性的分泌物中，上皮脱落，容易导致宫颈内膜褶皱以及腺体内多种病原体潜藏其中，成为一个潜在的感染源。当妇女患有贫血、营养不良、高热、过度虚弱或疲劳时，由于抵抗力降低，微生物之间的正常生理组合便会发生变化，以致细菌比例失调而产生致病性。

2.病理性病因

（1）经期不注意卫生，使用不洁卫生垫，经期性生活等。不少女士习惯在内裤里加上护垫，以防止分泌物弄脏衣物，但其实护垫表面反而形成病菌温床，大大增加阴道炎的感染风险。孕妇感染阴道炎会有早产危险；当感染子宫颈位置，引起盆腔发炎，输卵管可能会受破坏，较易导致宫外孕及不育。因此，护垫最好能不用则不用，如果一定要用的话，应勤加更换以减少病菌滋长的可能。经期性生活对女性健康危害很大，很多年轻人对经期为什么不能有性生活一知半解，又不能控制感情冲动，所以屡闯"禁区"者很多。他们自以为经期同房还可以避孕，却不知道这在省了麻烦的同时，也消耗了女性的健康。从临床门诊情况来看，经期同房的现象在年轻人中较多见，这对女性的身体伤害很大，应避免。我们都知道，正常女性的生殖器有多道防御屏障：第一道在阴道。这里有乳酸杆菌，它可产生乳酸，保持阴道的酸性环境，使得入侵的致病菌站不住脚，无法繁殖。第二道防线在子宫颈。这里有黏液栓，它像瓶塞，阻止致病菌进入子宫腔。第三道防线在子宫腔的内膜，它有很多处皱褶，阻止病菌进入输卵管；月经来潮，子宫内膜剥落，黏附的病菌也被"冲出"子宫腔。而以上三道防线在月经期会暂时撤离。子宫内膜剥落后，不但留下了巨大的创面，子宫颈的黏液栓为月经血流所代替，同时，阴道的酸性环境也被经血的中性所代替。这是女性抵抗力最弱的时候。因此，如情侣双方在经期同房，阴茎带至阴道的致病菌将会大量繁殖。这些致病的"集团"菌随即蜂拥上行，穿过子宫颈，进入子宫腔，并在子宫腔的创面上聚集。这些致病菌可黏附于精子表面进入输卵管，或由于房事时造成的负压而被"吸入"输卵管，就可能引起输卵管炎，导致粘连，以及管腔的堵塞。随之而来的严重后果是，输卵管被阻塞后，精子不能通过阻塞部位，等候在这里的卵子也就不能受精，不孕症就此形成。有时输卵管阻塞较轻，精子可挤过狭缝到达输卵管外侧段使卵子受精，但比精子大十几倍的受精卵却不能通过狭缝进入子宫腔，于是只能就地种植于输卵管，这就造成了宫外孕。

（2）宫腔手术操作消毒不严，人流、分娩等妇科手术对宫颈及阴道造成损伤，引发感染。女性在宫腔操作手术后，如人流术后、放置宫内节育器后、产后等，抵抗力下降，如阴道有炎症，或术后不洁性生活，身体其他部位感染等，病菌可经血行或上行传播，导致盆腔内子宫及输卵管、卵巢发生炎症。

（3）女性的外阴和阴道黏膜是参与性活动的重要器官，性生活会对局部组织产生损伤或交叉感染，而阴道黏膜内及宫颈内膜褶皱以及腺体内有多种病原体潜藏其中，正常状况下并不发病或致病，一旦出现外因如局部的损伤或是抵抗力下降等则会导致发病。

（4）感染性传播疾病，如不洁性生活、性交过频会导致病原体的入侵。女性的子宫内膜炎、输卵管炎、子宫内膜异位症等疾病甚至不孕症的高发生率，与不洁性生活有很大的关系。不洁性生活时，阴茎带至阴道大量的致病菌，这些致病菌随即上行，穿过子宫颈，进入子宫腔，通过输卵管可进入腹腔。

盆腔炎和哪些因素有关？

我国为发展中国家，由于个人卫生条件以及医疗条件的限制，以及在妇科小手术和计划生育手术中部分地区及医务人员无菌操作观念淡漠，加之广泛应用宫内节育器后患者不注意个人卫生，没有良好的卫生习惯及卫生条件等原因，使盆腔炎的发病率很高，妇科炎症也位列妇科疾病之首，成为迫切需要解决的问题。

妇女的盆腔炎症有急性、慢性之分。慢性盆腔炎多由急性盆腔炎治疗不彻底，病程迁延所致，也有的妇女并没有急性盆腔炎的过程，而直接表现为慢性盆腔炎。日常生活中常见的引起盆腔炎的原因有以下几种。

（1）产后或流产后感染。患者产后或小产后体质虚弱，宫颈口经过扩张尚未很好地关闭，此时阴道、宫颈中存在的细菌有可能上行感染盆腔；如果宫腔内尚有胎盘、胎膜残留，则感染的机会更大，特别是流产后短期内发生性生活则明显增加上行性感染的概率。

（2）妇科手术后感染。行人工流产手术、放环或取环手术、输卵管通液术、输卵管造影术、子宫内膜息肉摘除术，或黏膜下子宫肌瘤摘除术时，如果手术中消毒不严格或是没有严格的无菌操作，或本身存在有生殖系统慢性炎症，即有可能引起术后感染。也有部分患者手术后不注意个人卫生，或术后不遵守医嘱，进行性生活，同样可以使细菌上行感染，引起盆腔炎。因此，术前的严格检查、术中的严格操作、术后的严格遵守医嘱是降低盆腔炎发生所必不可少的。

（3）月经期不注意卫生。月经期间子宫内膜剥落，宫腔内血窦开放，并有凝血块存在，是细菌滋生的良好条件。如果在月经期间不注意卫生，使用卫生标准不合格的卫生巾或卫生纸，或者有性生活，就会给细菌提供逆行感染的机会，从而导致盆腔炎的发生。

（4）邻近器官的炎症蔓延。最常见的是发生阑尾炎、腹膜炎时，由于它们与女性内生殖器官毗邻，炎症可以通过直接蔓延，引起女性盆腔炎症。患慢性宫颈炎时，炎症也能够通过淋巴循环，引起盆腔结缔组织炎。

由此可见，降低炎症的发生是需要从多方面共同努力，需要从基本做起，增强国力，创造良好的卫生条件和卫生环境；需要从个人做起，养成良好的卫生习惯，严格遵守卫生常规，从而减少疾病的发生。

婴幼儿为何会患外阴阴道炎？

我们知道当女性开始有性生活后，精液、月经、口服避孕药或是抗生素的广泛应用等因素会干扰阴道的pH，减弱阴道的酸性保护，有利微生物的生长，增加阴部受感染风险，有特殊病原体侵入时，即可引起炎症反应。而婴幼儿完全和此无关，为什么也会发生患有外阴阴道炎呢？

婴幼儿时期由于卵巢功能的不健全，内、外生殖器官都没发育成熟，阴道上皮菲薄、无皱襞，上皮细胞缺乏糖原，阴道酸度低，抵抗力差，因此容易受感染而引起阴道炎。另外，婴幼儿外阴常暴露在外，加上好动，易随处乱坐，且外阴易被尿液、粪便浸渍，因此婴幼儿阴道炎常和外阴炎并存。有时幼儿玩耍时在阴道内塞入异物，时间稍久则易并发阴道感染。再者，患病的母亲、保育员可发生传染，也可以通过被污染的衣物、手、盆具、毛巾等传染，也可由于外阴不清洁，如大便污染或直接接触污物引起；也有因蛲虫感染引起外阴炎而继发感染。常见的病原体为葡萄球菌、链球菌、大肠埃希菌和念珠菌，少数可因滴虫、霉菌或淋病双球菌引起感染。

非特异性外阴炎是怎么得的？

非特异性外阴炎，顾名思义就是不是由于特定致病菌引起的炎症，而是由于外阴不洁或者是异物刺激引起的非特异性炎症。本病病因较多，常见的有以下几方面。

（1）长期穿着过紧的尼龙内裤，导致外阴皮肤黏膜不能正常透气，分泌物长时间聚集附着于皮肤黏膜上，引起外阴炎症。女性的外阴部位皮肤非常娇嫩，皮肤汗腺丰富，皱褶多，隐蔽不暴露，透气性差，也容易被病菌攻击，当天气炎热，穿着不透气，局部汗液较多时，加上局部的摩擦，易产生病变，如局部的毛囊炎、疖肿等。

（2）由于其他疾病引起的阴道分泌物增多，如宫颈、阴道的炎性白带，宫颈癌的分泌物，经血或产后恶露的刺激，使外阴部长期处于潮湿、浸润状态，致使皮肤抵抗力下降，可引起不同程度的外阴炎。

（3）由于居住环境卫生条件差，洗衣时内裤与其他衣物混洗；或用手搔抓外阴部，造成交叉感染。

（4）由于性交、接产、手术、洗澡等造成的感染。

（5）其他如月经垫、尿瘘患者的尿液浸渍、粪瘘的粪便刺激、糖尿病的糖尿刺激以及化学或物理性的刺激等也可引起外阴炎。常为混合性细菌感染，如葡萄球菌、大肠埃希菌、链球菌等。

这种炎症一般限于小阴唇内外侧，严重时整个外阴部均可发炎，肿胀、充血，严重时糜烂，形成浅表溃疡，有灼热感、瘙痒，搔抓后疼痛。症状往往在排尿时加重。病程长则皮肤增厚、粗糙、有皲裂、奇痒。

前庭大腺脓肿是怎么得的？

前庭大腺又叫巴氏腺，位于大阴唇后1/3深部，如黄豆大，左右各一。腺管细长为1~2cm，开口于前庭后方小阴唇与处女膜之间的沟内，性兴奋时分泌黄白色黏液起润滑作用。正常情况不能触及此腺。由于前庭大腺开口于小阴唇内侧，邻近肛门和阴道，因此在性交、分娩、经血或其他情况污染外阴时，病原体容易侵入而引起前庭大腺炎。腺管口往往因肿胀或渗出物凝集而阻塞，脓液不能外流，积存而形成前庭大腺脓肿。主要病原体为葡萄球菌、大肠埃希菌、链球菌、肠球菌，目前淋病奈氏菌及沙眼衣原体已成为常见的病原体。该病多发生在生育年龄的妇女，婴幼儿及绝经女性很少发生。炎症多发生一侧，偶见双侧同时受累。

病原体侵入前庭大腺后，首先侵犯腺管，腺管呈急性化脓性炎症，局部发红、肿胀，患者自觉疼痛，有肿胀灼热感，行走不便，可导致大小便困难。腺管开口往往因肿胀或渗出物凝聚而阻塞，脓液不能外流，积存而形成脓肿，即为前庭大腺脓肿。一般呈鸡蛋大，可增大到5~6cm，有触痛及波动感，可出现发热、全身不适等症状，腹股沟淋巴结可肿大。若脓肿继续增大，表面皮肤变薄，脓肿可自行破溃，若破孔大，脓液可全面流出，炎症则自然消退，疼痛消失而痊愈；若破口小，脓液流出不畅，则炎症持续不散，并可反复急性发作。

另外，前庭大腺囊肿也可继发感染形成前庭大腺脓肿。前庭大腺囊肿主要是由于前庭大腺管开口部阻塞，分泌物积聚于腺腔而形成的。前庭大腺管阻塞的原因如下：①前庭大腺脓肿消退后，腺管阻塞，脓液吸收后，被黏液分泌物所代替而形成囊肿。②腺腔内的黏液浓稠或先天性腺管狭窄，分泌物排出不畅，导致囊肿形成。③非特异性炎症阻塞，如分娩时会阴与阴道裂伤后瘢痕阻塞腺管口，或会阴后斜切开术损伤腺管，使分泌物积聚于腺腔而形成囊肿。

前庭大腺囊肿继发感染形成脓肿，反复感染可使囊肿增大。若囊肿小，无自觉症状；若囊肿大，可感到外阴坠胀或有性交不适。囊肿可单侧，也可双侧，一般呈椭圆形，大小不等，可持续数年不变。

因此，预防本病的关键是注意外阴的清洁卫生，杜绝一切感染的因素。提倡早期诊断，早期治疗，可免除脓肿形成后要切开排脓之痛苦。

什么情况会患阴道炎？

女性为什么会患阴道炎？主要是由于女性特定的解剖结构造成的。阴道不是一个封闭的器官。前面为尿道，后面为肛门、直肠，且距离很近，其内寄存一定的菌群。正常情况下，阴道有一定的自我保护功能，阴道内的乳酸能抑制喜欢碱性的细菌的生长，是一道天然屏障，而女性宫颈管中会分泌一种碱性黏液，它能有效抑制喜欢酸性的细菌的生长繁殖。但是，生活中有许多因素可以破坏阴道的酸碱度平衡，也就破坏了人体的自我调节功能，造成菌群的迅速繁殖，导致阴道炎。引起阴道炎的原因主要包括以下几个方面。

（1）大量使用广谱抗生素。抗生素是罪魁祸首。通常妇女阴道中寄生着许多细菌，这些不同的菌群间相互制约，形成共生状态，是不致病的。广谱抗生素的大量、长期应用，无论是口服还是注射或者输液，都会抑制阴道的乳酸杆菌，扰乱阴道的自然生态平衡，使相互间的抑制作用被改变，改变阴道的微环境，致病的细菌、病原体就可能繁殖，最终导致局部的白色念珠菌得以大量繁殖。随着抗生素应用的日益广泛，霉菌性阴道炎的发病率也有所升高。所以，一般情况下不要大量、长期使用抗生素类药物。

（2）妊娠。妊娠期体内性激素水平较平时明显升高，这会使阴道上皮细胞内糖原含量增加，增加阴道酸度，形成有利于念珠菌生长的环境；同时，妊娠可使细胞的免疫力下降，容易致病。

（3）糖尿病。患糖尿病后，体内糖代谢紊乱，血糖升高，阴道上皮细胞内糖原含量增加，同样使阴道内酸度增加，细菌宜于生长繁殖。

（4）应用皮质类固醇。长期应用皮质类固醇会使白细胞吞噬能力下降，减低机体免疫力；同时皮质类固醇还能使机体血糖水平升高，使霉菌性阴道炎发生的可能性增加。

（5）应用免疫抑制剂。会使机体免疫力下降，易患阴道炎。

（6）应用雌激素。雌激素有使糖原在阴道上皮细胞内沉积的作用。这些糖原在阴道乳酸杆菌的作用下分解成乳酸，使阴道酸度增加，有利于念珠菌生长。

（7）不洁性行为。念珠菌性阴道炎和滴虫性阴道炎，这两种疾病都可通过无保护的性行为进行传播。滴虫是可以寄生在男性和女性生殖道的，对于男性主要寄生在男性的尿道、尿道旁腺，甚至膀胱。而男性生殖器官有毛滴虫以后，没有任何症状，在性行为以后，可直接传染给女方而导致发病。

（8）频繁阴道冲洗。有些女性经常使用药用洗液来清洗阴道，这样很容易破坏阴道的酸碱环境，反而容易感染阴道炎症。

（9）其他。患严重疾病使抵抗力下降，或复合维生素B缺乏时，也容易发生阴道炎。此外，也有人认为口服避孕药会使阴道炎的发生率增加。

为什么会发生外阴瘙痒?

外阴瘙痒是一种症状,可由各种不同病变所引起,但也可发生于外阴完全正常者,一般多见于中老年妇女。瘙痒使人坐卧不安,干扰患者的工作与正常生活。有多种原因可以引起外阴瘙痒。

(1)阴道炎。最常见的是念珠菌或滴虫阴道炎引起的瘙痒。念珠菌引起的瘙痒最为严重,患者常夜不能寐,搔抓外阴。阴虱、疥疮也可致外阴瘙痒。蛲虫病引起的幼女肛周及外阴瘙痒常在夜间发作。

(2)外阴白色病变。中老年患者多见,以奇痒为特征,伴外阴皮肤黏膜色素减退,变白。患者常自用药物,药物应用不当引起过敏,或化学品刺激如肥皂、避孕套、新洁尔灭、红汞等可直接刺激或过敏引起外阴炎,导致瘙痒症状加剧。

(3)不良卫生习惯。不注意外阴局部清洁,皮脂、汗液、经血、阴道分泌物长期刺激,或尿、粪浸渍,可引起外阴瘙痒;经期使用卫生巾,平时穿不透气化纤内裤,均可因局部长时间湿热郁积而诱发瘙痒。

(4)其他皮肤病变。如擦伤、寻常疣、疱疹、湿疹、肿瘤等均可引起外阴瘙痒。

外阴阴道假丝酵母菌病是怎么得的?

霉菌性阴道炎是人们习惯的说法,实际上是由假丝酵母菌引起的阴道炎,其中以白假丝酵母菌致病最多见,占总数的80%~90%,其中10%~20%为光滑假丝酵母菌、近平滑假丝酵母菌,热带假丝酵母菌等。一般情况下,白假丝酵母菌可潜伏在人体的口咽部、肠道、皮肤及阴道黏膜。

白假丝酵母菌为条件致病菌,约10%非孕妇女及30%已孕妇女阴道中有此菌寄生,但菌量极少,并不引起症状。这主要是因为,人体阴道自身的免疫力可以平衡阴道内的假丝酵母菌数量。假丝酵母菌对热的抵抗力不强,加热60℃1小时即可死亡,但对干燥、日光、紫外线及化学制剂等抵抗力较强。据统计，白假丝酵母菌平时可生存在正常人的皮肤和黏膜处。最适合假丝酵母菌繁殖的pH为4.0~4.7，通常小于4.5。

假丝酵母菌是阴道内常驻菌群，其繁殖、致病性和发病与否取决于许多因素。尤其是自身免疫力降低以及阴道内环境的变化均可为真菌繁殖提供良好条件，此外性传播、妊娠、避孕药、抗生素等原因均可引起假丝酵母菌大量繁殖并致病。当人体抵抗力下降，或患严重疾病，有复合维生素B缺乏，或长期应用免疫抑制剂时，假丝酵母菌性阴道炎就容易乘虚而发。这种由于人体免疫力低下导致的自身感染或内源性感染，是阴道内常驻菌群的大量繁殖由外阴、直肠、子宫颈、尿道、膀胱等侵入阴道而致。另外，患糖尿病或妊娠妇女，由于阴道上皮细胞中的糖原含量增多，使阴道内酸度增加，有利于假丝酵母菌的生长繁殖而发病。长期应用抗生素，使阴道内菌群紊乱，改变了阴道内微生物之间的相互制约关系；皮质类固醇激素或免疫缺陷综合征，可使机体的免疫力降低；穿紧身化纤内裤、肥胖可使会阴局部的温度及湿度增加，也易使假丝酵母菌得以繁殖而引起感染。假丝酵母菌阴道炎的发病率在妊娠期增加并随孕周增长上升，且受胎盘激素的影响，妊娠期复发率增加。除此之外，性行为感染也是一个重要的感染途径，还需引起注意的是，家庭内部感染也是不容忽视的感染途径。

因此，当全身及阴道细胞的免疫力下降，假丝酵母菌大量繁殖，并转变为菌丝相，就会引发外阴阴道假丝酵母菌病。

外阴阴道假丝酵母菌病为何会反复发作？

国外资料显示，约75%的女性一生中至少患过一次霉菌性阴道炎（医学上又称为"假丝酵母菌外阴阴道炎"），其中40%~50%的患者经历过1次复发。发生率及复发率如此之高的原因很简单：女性的阴道pH多在3.8~4.4范围内，是一个偏酸性的环境，而且阴道内部温暖潮湿——这些造就了一个适合霉菌生长的环境，因此霉菌总是寻找时机入侵阴道，大量繁衍，引起外阴阴道假丝酵母菌病。

引起假丝酵母菌性阴道炎反复发作的原因可以有以下几方面：

（1）发生假丝酵母菌性阴道炎后用药不认真，不能彻底治疗，是导致疾病反复发作的重要原因。假丝酵母菌性阴道炎患者经过治疗，仍需要在每次月经干净后去医院复查，包括妇科检查及阴道分泌物化验，连续3次。如果此期间有1次又发现假丝酵母菌感染迹象就不能定为痊愈，而属于复发或再感染，需要继续治疗。

（2）夫妻双方未同时接受治疗，女性患假丝酵母菌性阴道炎后，通过性生活可以将病原体传给丈夫，使丈夫也成为带菌者，约10%的男性可发生龟头包皮炎。如果仅女方治疗而男方未治，那么即使女方治愈也会被丈夫再感染，使假丝酵母菌在夫妻双方间反复"传递"，导致女性的假丝酵母菌阴道炎反复出现。

（3）治疗期间未按规定换洗、消毒内裤、毛巾，也可以成为假丝酵母菌再感染的原因。

（4）人体自身就可以是假丝酵母菌的携带者，存在于肠道中的假丝酵母菌感染阴道时即能引起假丝酵母菌阴道炎，例如平时卫生习惯不良，大便后擦拭外阴时总是由肛门向尿道方向擦，就可能将肠道中的假丝酵母菌带入阴道，反复引发假丝酵母菌阴道炎。因此，治疗假丝酵母菌阴道炎时应该同时口服用药，以消灭肠道假丝酵母菌。而且，患者要改变不良卫生习惯。

（5）经常或长期使用抗生素，反复破坏阴道菌群间的制约关系，使假丝酵母菌生长旺盛。对这类患者应该在服用抗生素的同时或治疗后给予抗真菌药物进行预防。

（6）糖尿病患者反复发作假丝酵母菌阴道炎是因为其阴道内酸度增加，以及长期尿糖，为假丝酵母菌的生长提供了有利的条件。因此治疗糖尿病是减少假丝酵母菌阴道炎反复发作的关键。

（7）不讲究卫生，内裤与袜子同洗。虽然因足癣传染而引起假丝酵母菌阴道炎者极少，但并不是没有可能。如果引起足癣的细菌恰是白色假丝酵母菌，那么上述做法就会造成自身传染。另外，经常使用卫生标准不合格的卫生巾、卫生纸，或有洗盆浴的习惯，也有可能导致反复发生假丝酵母菌阴道炎。

孕期为何容易患外阴阴道假丝酵母菌病？

正常女性的阴道pH多在3.8~4.4范围内，假丝酵母菌最适宜在阴道pH 4.0~4.7、温度20~37℃的环境中生长。

据统计，约有1/3的孕妇阴道中带有假丝酵母菌，发病率在15%左右，而普通健康妇女阴道中的带假丝酵母菌率仅为10%~20%。孕妇是外阴阴道假丝酵母菌病的高发人群，较正常人高发的原因如下。

（1）妊娠期免疫功能降低。

（2）妊娠期孕妇的雌激素水平升高，使阴道上皮内糖原含量增加，阴道pH有所改变；同时肾糖阈降低，尿糖含量增高。这些都有利于假丝酵母菌的生长繁殖。这也是医师为什么有时让患者用低浓度苏打水洗涤的原因，其目的是为提高阴道的pH，而抑制假丝酵母菌生长。

（3）由于孕期雌激素的增加，阴道上皮对假丝酵母菌的吸附更具亲和力，使寄生菌变为致病菌。

（4）孕妇担心药物可能对胎儿有不良影响，往往治疗不彻底，易复发。

老年人为何会患阴道炎？

老年性阴道炎也叫萎缩性阴道炎，常见于绝经后的妇女。进入绝经期的妇女常常会感到外阴或阴道内有瘙痒感或灼热感，严重者可出现阴道分泌物增多，甚至有脓血性白带。检查时可见阴道黏膜菲薄，表面充血，有时有出血点，甚至溃疡，阴道内有大量稀薄黄色分泌物。造成老年性阴道炎的原因是因卵巢功能减退后发生的变化。进入绝经期的妇女卵巢萎缩变小，功能衰退，内分泌功能丧失，体内雌激素水平下降。由于缺乏雌激素的支持作用，绝经期妇女的阴道变窄、变短，呈萎缩状态，阴道黏膜变薄，阴道上皮糖原量减少，使阴道内 pH 增高，阴道局部抵抗力下降，细菌容易入侵繁殖引起炎症。此外，手术切除双侧卵巢、卵巢功能早衰、盆腔放疗后、长期闭经、长期哺乳等导致雌激素水平下降均可引起本病发生。

老年性阴道炎除了有局部不适症状，会引起性生活疼痛，对全身也还有一定影响，可发生上行性感染，因此发生后仍需积极治疗，不可忽视。

细菌性阴道病是怎么得的？

正常育龄妇女，在内分泌激素的作用下，阴道上皮细胞增生，其表层细胞含有丰富的糖原，非常有利于乳酸杆菌的生长。乳酸杆菌占阴道中细菌总数的 90% 以上。这种乳酸杆菌大量存在，就抑制了其他致病菌的生长，在阴道形成了一个正常的生态平衡。当人体雌激素水平下降，导致阴道上皮萎缩，细胞糖原减少，或大量使用抗生素或用碱性液体过度冲洗阴道，或性乱、性交频繁（因精液 pH 为 7.2~7.8）等导致致病性厌氧菌和加德纳菌大量繁殖，均可引起阴道微生物生态平衡失调，使乳酸杆菌减少，最终导致细菌性阴道病。细菌性阴道病是指阴道内正常产生的乳酸菌减少，代之以另外一些细菌，例如加德纳菌、类杆菌、普氏杆菌、支原体等，破坏了正常的阴道酸性环境，阴道的 pH 上升到 5.5 左右。由于厌氧菌产生的脱羧酶，可激发加德纳菌产生某种氨基酸，产生挥发性胺类（释放出难闻的鱼腥臭味），胺类使 pH 升高，又抑制乳酸杆菌繁殖，黏附有细菌的阴道表皮细胞脱落，使阴道分泌物增加，从而导致本病。由于菌群紊乱，阴道炎症并不明显，分泌物中白细胞减少，因此称细菌性阴道病（BV）比阴道炎更恰当。这与滴虫性阴道炎、老年性阴道炎等明显的阴道炎症不同。频繁、混乱的性生活成为细菌性阴道病的主要传播途径。而生殖道感染的存在及较差的卫生条件，则为该病的促发因素。

细菌性阴道病在妇科门诊患者中可占 1/3 左右，与性活跃、性乱交有关。细菌性阴道病是造成早产、胎膜早破、低体重儿的主要原因，是导致阴道假丝酵母菌病和滴虫感染的主要原因，是造成输卵管炎、子宫内膜炎、盆腔炎、泌尿系感染、术后感染的危险因素，是发生不孕症、宫外孕和妇科肿瘤的有关原因。

滴虫性阴道炎是怎么得的？

妇女的阴道滴虫病是由阴道毛滴虫引起的。最先发现阴道毛滴虫的是一名法国人，他于1836年从患阴道炎妇女的阴道分泌物中找到了毛滴虫。寄生在人体的滴虫有3种：口腔毛滴虫、人毛滴虫（寄生在肠道内）和阴道毛滴虫。人毛滴虫和口腔毛滴虫是不会引起阴道滴虫病的。

毛滴虫是一种寄生虫，但是肉眼看不见这种毛滴虫，其呈梨形，长为10~30μm，头部有4根与虫体等长的鞭毛，在显微镜下可以清楚地看到这种毛滴虫。毛滴虫对不同的环境适应力很强，能在25~42℃条件下生长繁殖，3~5℃的低温可生存21天，在46℃时仍能生存20~60分钟。毛滴虫脱离人体后，在半干燥的条件下也可生存数小时。毛滴虫不但寄生于缺氧的阴道内，并可侵入尿道和尿道旁腺甚至上行至输尿管及肾盂。最适宜毛滴虫生长的pH是5.5~6，如pH为5以下或7.5以上则毛滴虫的生长会受到抑制。

通常，健康女性中有一部分人阴道内就带有阴道毛滴虫，但并不引起炎性反应。可能是阴道内环境暂时不适合滴虫生长，也可能因为感染的虫株毒力不强所致。但是当阴道内环境发生改变，有利于滴虫生长时，就可能引起滴虫性阴道炎。滴虫性阴道炎是育龄期妇女非常常见的一种阴道炎症，其患病率仅次于阴道假丝酵母菌病。在滴虫检查为阳性的患者中，真正有典型症状者不过30%，其余的则为无症状的带虫者，但这种情况依患者的不同年龄、不同地域而有差异。国内未婚者检查为滴虫阳性的女青年中88%是无症状带虫者；在美国，健康妇女中无症状的带虫者为3%~15%。由此可见，患滴虫病后真正具有典型病症的患者并不多。由于滴虫病不像霉菌性阴道炎那样瘙痒不适明显，而常常仅表现为白带增多、白带有异味，因此易被患者忽视或自己简单治疗一下了之，症状缓解后即认为病愈，从而造成更广泛的传播。

对于滴虫，任何人都有可能被感染，而那些阴道酸碱度有改变或免疫力低下的人群则更易于感染。感染滴虫后患者能自愈者极少，即使治愈，还可能再次感染。滴虫病的传染源就是那些带虫者和被污染的物体。

在国外，阴道滴虫病主要是通过性生活传播，因此国外医学界将它归属于性传播疾病。在我国则传播方式有所不同。由于我国人口多，公共卫生设施较发达国家相对落后，因此，公共场所的传播成为重要的传播途径。例如，公共浴池的座椅或公共厕所的坐便器被带虫者的分泌物污染，那么后来者如果直接坐在座椅或坐便器上就有可能被传染。公共浴池的盆池，夏天人群密度大又消毒不严的游泳池，借穿他人内裤，租用泳衣等，都可能造成滴虫的传播。另外，家庭成员间互用洗浴盆、医源性交叉感染，也是导致滴虫间接传播的原因。母亲患滴虫后传染给新生儿也是有可能的。

滴虫性阴道炎的发病与机体所处的雌激素或雄激素水平密切相关，其发生一定是在高雌激素或高雄激素状态时，故常在月经期前后、妊娠期或产后等阴道pH改变时，引起炎症发作或症状加重，甚至还可引起继发性细菌感染，使病情更为严重。

宫颈肥大是怎样形成的？

宫颈肥大的形成原因有以下几项：

（1）多产妇慢性子宫复旧不全。多产妇的子宫肌层内弹力纤维组织在平滑肌间及血管周围增生，致使子宫肥大。

（2）卵巢功能障碍，雌激素持续刺激，可使子宫肌层肥厚。临床上常见功能性子宫出血患者，尤其病程较长者，都有不同程度的子宫增大。

（3）妇科炎症导致。慢性附件炎、盆腔结缔组织炎及子宫慢性肌炎，引起子宫肌层内胶原纤维增生，使子宫纤维化。

（4）盆腔淤血。盆腔淤血引起子宫结缔组织增生，亦可致子宫肥大。

（5）子宫肌层血管硬化，属于原发性子宫血管病变引起的。

宫颈息肉的形成原因是什么？

子宫颈是子宫下端的部分，其内腔呈圆筒形或梭形，称为宫颈管。它的上端为宫颈内口，下端为外口。宫颈管表面有一层黏膜，由于慢性炎症的长期刺激，使得颈管黏膜不断增生、堆积，并且从黏膜的基底层向宫颈的外口突出，从而形成了息肉。息肉的根部大多附着在宫颈管内或宫颈的外口，一般比较小，直径多在1cm以下，单个或多个。也有较大者，直径可达数厘米。有蒂，随着生长而突出于宫颈口外。息肉小的，则仍留在宫颈管，仅微现于宫颈口。息肉恶变率不高。但由于炎症存在，息肉去除后仍会复发。

宫颈腺体囊肿形成的原因是什么？

在宫颈糜烂愈合过程中，新生的鳞状上皮覆盖宫颈腺管口或伸入腺管，将腺管口阻塞。腺管周围的结缔组织或瘢痕压迫腺管，使腺管变窄甚至阻塞，腺体分泌物引流受阻，潴留而形成囊肿。检查时见宫颈表面突出多个青白色小囊泡，内含无色液。若囊肿感染，则外观呈白色或淡黄色小囊泡。

宫颈外翻的原因是什么？

由于分娩、人工流产或其他原因发生宫颈损伤，宫颈口撕裂，未及时修补，随后宫颈管内膜增生并暴露于外，即形成宫颈外翻。检查可见子宫颈口增宽，横裂或呈星状撕裂，宫颈管下端有红色黏膜皱褶，宫颈前、后肥大，但距离较远。

为什么会得急性宫颈炎？

近年来，女性宫颈健康状况越来越令人担忧，发病率呈上升趋势，且向年轻化发展。其中宫颈疾病的发病率在40%~50%之间。急性宫颈炎较慢性宫颈炎少见，可由致病菌直接感染宫颈引起，也可继发于子宫内膜炎或阴道的炎症，主要见于感染性流产、产褥期感染、宫颈损伤和阴道异物并发感染，病原体为葡萄球菌、链球菌、肠球菌等一般化脓性细菌。近年来随着性传播疾病的增加，急性宫颈炎已成为常见疾病。

引起急性宫颈炎的病因常为：

（1）机械性刺激或损伤。分娩或流产引起的宫颈裂伤继发感染是急性宫颈炎的常见病因；性生活过于频繁也可以增加宫颈感染的机会。

（2）理化因素刺激。使用高浓度的酸性或碱性溶液冲洗阴道，或阴道内置入腐蚀性药品，均可破坏阴道、宫颈组织，可能引起宫颈炎、阴道炎。

（3）阴道内异物。当纱布、棉球或其他异物放置阴道内时间过长时很容易诱发感染引起急性宫颈炎。

（4）阴道炎症。发生急性滴虫性阴道炎或霉菌性阴道炎、细菌性阴道炎时也可以同时引起急性宫颈炎症；淋病双球菌感染时也常出现急性淋菌性宫颈炎。

目前临床最常见的急性宫颈炎为黏液脓性宫颈炎，其特点是于宫颈管或宫颈管棉拭子标本上肉眼见到脓性或黏液脓性分泌物，用棉拭子擦拭宫颈管时，容易诱发宫颈管内出血。黏液脓性宫颈炎的病原体主要为淋病奈瑟菌及沙眼衣原体，尚有部分病原体不清。沙眼衣原体及淋病奈瑟菌均感染宫颈管柱状上皮，沿黏膜面扩散引起浅层感染，病变以宫颈管最为明显。除宫颈管柱状上皮外，淋病奈瑟菌还常侵袭尿道移行上皮、尿道旁腺及前庭大腺。葡萄球菌、链球菌更易累及宫颈淋巴管，侵入宫颈间质深部。

慢性宫颈炎是怎么得的？

慢性宫颈炎为一泛称，它包括宫颈糜烂、宫颈肥大和腺体囊肿。也有人把宫颈息肉、宫颈裂伤及外翻统统列入这一范畴。

慢性宫颈炎是子宫颈部的慢性糜烂性或增殖性炎症，多由急性宫颈炎转化而来，也可无明显急性期表现。慢性宫颈炎是临床常见多发病，随年龄增长，发病率明显提高，未婚妇女极少见。主要是行经和性生活对宫颈的刺激所致。相当于中医学的"带下病"范畴。常和阴道炎、附件炎同时发病。此外，要做宫颈涂片或活检，排除恶性病变。

慢性宫颈炎的主要症状是白带增多。白带呈乳白色黏液状，有时为黄色或脓样，伴有息肉形成时，可产生血性白带或性交后出血。当炎症扩散到盆腔时可有腰骶部疼痛、下腹坠胀和痛经。这些症状在月经前后、排便和性交后加重。有时还伴有尿频、排尿困难以及月经不调、不孕等。宫颈糜烂与子宫颈癌有密切有关系。患宫颈糜烂的患者，宫颈癌的发生率大大高于无宫颈糜烂患者，故患有宫颈糜烂时应积极治疗。慢性宫颈炎常和阴道炎、附件炎同时发病。此外，要做宫颈涂片或活检，排除恶性病变。

什么是HPV感染，有何危害？

HPV是人类乳头状瘤病毒，是目前已明确的与宫颈病变有关的病原体，HPV持续感染是宫颈癌的危险因素之一。HPV感染有高危型、中危型和低危型。所谓的高危型就是说这种病毒比较容易导致女性发生宫颈癌。如果感染的是低危型的HPV，将来发生宫颈癌前病变或者尖锐湿疣这一类病变的可能性比较大，导致癌的可能性相对小一些。如果感染了高危型HPV，并且为持续感染，那么患宫颈癌的风险就大大增加了。

部分人的HPV感染经一定潜伏期后进一步发展成有临床表现的病变如尖锐湿疣、肿瘤等疾病；部分人感染HPV后，HPV长期停留在皮肤黏膜组织中，不引起明显的临床表现，也不引起任何不适；部分人的HPV感染具有自限性，经过一定时期后HPV感染可逐渐消失，称为自行消退或自发性消退。

HPV的易感因素有哪些？

HPV广泛存在于自然界中，人类对HPV的易感染性因个体差异等有所不同，如有些人容易感染HPV，有些人则不容易感染HPV。迄今，对HPV的易感因素还不十分清楚。大量国外研究资料以及国内部分研究资料显示HPV的易感因素（或称之为危险因素）除了年龄等因素外还有以下几个方面。

（1）性乱和性伴数。目前研究已明确性乱是造成HPV感染的主要易感因素。而且多数研究表明HPV感染与性伴数关系最为密切，性伴数增多会增加HPV的易感性，即性伴数越多HPV易感性越大。

（2）过早性生活。国外有资料表明性生活年龄越小，尤其是女性，HPV易感性及HPV感染率增加。

（3）避孕药具。国外许多研究显示避孕药具的使用影响HPV的易感性，最有争议的是口服避孕药。

（4）吸烟与饮酒。

（5）妊娠。目前大多数研究资料肯定HPV易感性与妊娠有关。

（6）性激素。一些研究显示HPV感染率随妇女月经周期呈轻度波动，各年龄组也呈类似改变，故认为HPV的易感性与女性激素水平有关。

（7）机体免疫状况。在HPV易感因素中，宿主的免疫功能状况起着十分重要的作用。

（8）遗传。鉴于并非所有尖锐湿疣患者的性伴或与尖锐湿疣患者有性接触者均临床发病和存在因非性接触而感染HPV出现临床发病者，表明患者的个体可能存在对HPV的遗传易感性基因，因而提出HPV的遗传易感性因素。

（9）其他易感因素。如受教育程度较低、营养不良、个人卫生差、肛门外生殖器部位分泌物增多、局部潮湿、皮肤黏膜薄嫩、易受外伤或皮肤黏膜的破损，外生殖器官疾病如真菌感染、淋病、非淋菌性尿道生殖道炎、细菌性阴道病等可增加HPV的易感性。

HPV感染是否意味会得宫颈癌？

经研究证明宫颈癌的发生与HPV感染密切相关。感染人类的HPV有100多种亚型，其中与宫颈癌发生有关的有20多种，分为高危型、中危型、低危型。低危型有：HPV 6/11/39/41/42/43/44。中危型有：HPV 31/33/35/51/52。高危型有：HPV 16/18/31/33/35/39/45/51/52/56/58/59/68。其中低危型主要引起生殖道湿疣等；高危型（HR-HPV）才是导致宫颈癌及CIN Ⅱ/CIN Ⅲ的元凶，尤其高危型组的HPV16、HPV18感染最常见。

根据医学专家的长期观察，99.8%的宫颈癌患者可以检测到HR-HPV，而高危型HPV阴性者几乎不会发生宫颈癌。但并不能说感染了HR-HPV就一定会患宫颈癌，因为98%以上的普通宫颈疾病患者也存在HR-HPV（+）。只有持续感染的人群才可能进展为子宫颈癌，因而HPV感染不是宫颈癌的充分病因，已发现一些共刺激因子与子宫颈癌的发生也有关。

HPV是子宫颈癌发生的主要和必需因子，而子宫颈癌发生的共刺激因子为：①吸烟；②生殖道HSV、淋球菌、衣原体和真菌感染等可增加HPV感染的敏感性；③激素替代和口服避孕药等；④内源或外源性因素引起免疫功能低下。

HPV感染分为：潜伏感染期、亚临床感染期、临床症状期和HPV相关的肿瘤期。在漫长的潜伏期当中，任意做一次妇科体检防癌筛查，都能检查出来宫颈的癌前病变。也就是说，通过HPV筛查，我们可以准确得知自己的患病可能，因此把心放宽，及早发现及早治疗，可以有效避免宫颈癌的发生。

引起盆腔炎的病原体有哪些来源？

引起盆腔炎的致病菌主要有两个来源：来自寄生于阴道内的菌群，包括需氧菌及厌氧菌；和来自外界的病原体如淋病奈氏菌、沙眼衣原体、结核杆菌、铜绿假单胞菌等。流产、分娩造成的裂伤或胎盘剥离面以及手术创口、经期子宫内膜创面都是细菌容易侵入机体的场所。

引起盆腔炎的常见病原体有哪些？

引起盆腔炎的常见病原体有：

（1）链球菌　革兰阳性链球菌有甲、乙、丙三类。乙型溶血性链球菌的致病力强，能产生溶血素和多种酶，使感染容易扩散，并引起败血症，脓液比较稀薄，量较多，但一般不并发转移性脓肿。

（2）葡萄球菌　葡萄球菌为革兰阳性菌，是产后、手术后生殖器官炎症及伤口感染常见的病原菌。常沿阴道、子宫、输卵管黏膜上行感染，分金黄色、表皮、腐生葡萄球菌三类。表皮葡萄球菌偶可致病，腐生葡萄球菌通常不致病，而以金黄色葡萄球菌的致病力最强。其脓液色黄、稠厚、不臭，常伴有转移性脓肿，对一般常用的抗生素易产生耐药。

（3）大肠埃希菌　大肠埃希菌为革兰阴性杆菌，为肠道及阴道的正常寄生菌，一般不致病，但当机体免疫力低下时或因外伤等侵入肠外组织或器官可引起严重感染，甚至产生内毒素性休克，常与其他致病菌形成混合感染。大肠埃希菌感染的脓液不臭，当有混合感染时，产生稠厚脓液和粪臭。易产生耐药菌株。

（4）厌氧菌　厌氧菌主要有革兰阴性脆弱类杆菌及革兰阳性消化链球菌、消化球菌（即厌氧葡萄球菌）等。这些细菌主要来源于结肠、直肠、阴道及口腔黏膜。其感染的特点是容易形成盆腔脓肿、感染性血栓静脉炎，脓液有粪臭并有气泡。在厌氧菌感染中，脆弱类杆菌的致病力最强，常伴有严重感染形成脓肿。消化链球菌及消化球菌多见于产褥感染、感染性流产、输卵管炎，但不伴有严重的盆腔感染。盆腔感染中厌氧菌可以单独感染，也可以与需氧菌混合感染。

（5）淋病奈氏菌　淋病奈氏菌为革兰阴性双球菌。特点是侵袭生殖、泌尿系统黏膜的柱状上皮与移行上皮。淋病奈氏菌主要感染下生殖道，少部分患者可发生上行性感染，引起淋病奈氏菌性盆腔炎，多于月经期或经后几天内发病，起病急，阴道分泌物脓性，常伴有高热，并引起输卵管积脓，对治疗反应敏感。

（6）衣原体　目前感染比较多见，常见为沙眼衣原体，其特点与淋病奈氏菌一样，只感染柱状上皮及移行上皮，不向深层侵犯。沙眼衣原体感染的症状不明显，可有轻微下腹痛，或仅有白带异常，但常引起输卵管黏膜炎，导致严重的输卵管结构及功能破坏，并可引起盆腔广泛性粘连导致不孕或宫外孕。

（7）支原体　支原体是一类无细胞壁的原核细胞微生物，形态上呈多形性，是正常阴道菌群的一种。从生殖道分离出的支原体有人型支原体、解脲支原体、生殖器支原体。在一定条件下（如抵抗力低下或合并其他病菌感染时）支原体可引起生殖道炎症。

（8）结核杆菌　结核杆菌为抗酸杆菌，常引起结核性盆腔炎。多见于20~40岁妇女，也可见于绝经后的老年妇女。近年来生殖器结核的发病率有升高的趋势。主要为血行传播，其次为直接传播、淋巴传播，罕见性交传播。生殖器结核潜伏期很长，可达1~10年，多数患者在日后发现生殖器结核时，其原发病灶已痊愈。近年抗结核药物联合治疗，取得了良好的疗效。

急性盆腔炎的病因是什么？

急性盆腔炎是较为严重的妇科疾病，多在产后、手术后、流产后由病菌感染或经期不注意卫生以及邻近器官疾病（阑尾炎等）蔓延所致。急性盆腔炎多为需氧菌与厌氧菌的混合感染。月经期、分娩、妇科手术、过度而不洁的性活动、不良的卫生习惯等因素均可以使女性生殖系统原有的自然保护机制受到破坏而导致炎症的发生，其主要病因归结为以下几方面：

（1）产后或流产感染。分娩后产妇体质虚弱，宫颈口尚未关闭，如果分娩时有产道损伤或有胎盘、胎膜残留，病原体侵入宫腔，就容易引起感染；流产过程中阴道流血时间过长，或有组织残留于宫腔内，或手术无菌操作不严格，都可能发生急性盆腔炎。

（2）宫腔内手术操作后感染。如吸宫术、刮宫术、输卵管通液术、输卵管通气术、输卵管子宫造影术、宫腔镜检查等，由于手术消毒不严格引起感染或术前适应证选择不当，如生殖器原有慢性炎症，经手术干预引起急性发作并扩散。

（3）经期卫生不良。使用不洁的卫生巾、护垫，经期性交等均可使病原体侵入而引起炎症。感染的病原体以下生殖道内源性菌群的病原体为主，如葡萄球菌、链球菌、大肠埃希菌、厌氧菌等。

（4）感染性传播疾病。性伴侣若患有淋病奈氏菌、沙眼衣原体或合并有需氧菌及厌氧菌感染，可能引起盆腔炎症。性行为过于频繁的人以及同性恋者容易患盆腔炎。此外，如果性关系混乱，互相交叉感染使某些特异性疾病通过性行为而广泛传播，因此而导致的特异性盆腔炎发病率也比较高。

（5）邻近器官炎症直接蔓延。如阑尾炎、腹膜炎等。

（6）慢性盆腔炎急性发作。

（7）放置宫内节育器。

（8）医源性感染。广谱抗生素的大量或长期使用，皮质激素、抗代谢药物的应用，放、化疗的强度增加，各种妇科手术及计划生育手术均可以因为患者的防御能力下降而使盆腔内受到感染。

盆腔炎为何易反复发作？

盆腔炎尤其是慢性盆腔炎是非常常见的妇科疾病。在我国，由于个人卫生条件以及医疗条件的限制，盆腔炎的发病率很高。随着对外交流的日益频繁，性病在我国的发病率呈逐年升高趋势，因此而引起的盆腔炎也在增多。妇女的盆腔炎症有急性、慢性之分，慢性盆腔炎多由急性盆腔炎治疗不彻底，病程迁延所致，也有的妇女并没有急性盆腔炎的过程，而直接表现为慢性盆腔炎。

盆腔炎容易反复发作原因有：

（1）慢性盆腔炎治疗周期长，而且容易复发，患者不易坚持治疗。

（2）治疗期间没有充分的营养支持和充分的休息。

（3）长期使用抗生素，易导致耐药，使治疗无效。

（4）患者体质较差，免疫力低下。

急性子宫内膜炎和子宫肌炎是怎么得的？

从解剖学来看，子宫壁从里到外分为三层，即内膜层、肌层和浆膜层。

子宫内膜炎是由于细菌沿阴道、宫颈上行或沿输卵管下行以及经淋巴系统到达子宫内膜所引起的。多数为从阴道、宫颈上行引起。产后感染及感染性流产是造成子宫内膜炎最常见的原因，也是最严重的类型。宫腔内安放避孕器、宫颈电烙术、子宫内膜息肉、黏膜下子宫肌瘤或子宫内膜癌等均可发生子宫内膜炎，性病等病原体上行性感染也可引起。患病后，常有白带增多、月经失调、小腹部疼痛或不适等症状。

子宫肌炎则多为诊断性刮宫、人工流产等操作不当，损伤抵达肌层所致，甚至有出现子宫穿孔的可能，也可由子宫内膜炎在严重阶段时影响子宫肌层，进而延伸发展而来。临床症状为宫体疼痛不适、小腹部坠胀，带下等症状则很少出现。相比子宫内膜炎，子宫肌炎往往治疗周期要长一些，如果伴有痛经、性交痛明显，则并非为子宫肌炎而多为子宫内膜异位，也称为子宫腺肌症，治疗截然不同，要通过检查CA125抗子宫内膜抗体，有经验的医师通过检查即可分辨。

慢性子宫内膜炎和子宫肌炎是怎么得的？

慢性子宫内膜炎主要是由以下因素导致的：

（1）子宫内膜虽有周期性剥脱，但其基底层并不随之剥脱，一旦基底层有慢性炎症即可长期感染内膜的功能层，导致慢性子宫内膜炎。

（2）长期存在的输卵管卵巢炎或严重的宫颈炎可以导致慢性子宫内膜炎。

（3）避孕环可引起慢性子宫内膜炎。

（4）分娩或流产后有少量胎盘残留或胎盘附着面的愈合不好，常是导致慢性子宫内膜炎的原因。

（5）子宫黏膜下肌瘤、黏膜息肉也可导致慢性子宫内膜炎。

（6）无明显诱因的慢性子宫内膜炎也可以存在，病原多来自阴道和宫颈。

慢性子宫肌炎多由急性子宫肌炎转化而来，或是子宫内膜炎向深部侵入而形成。

急性输卵管卵巢炎是怎么得的？

急性输卵管卵巢炎的患病原因有：

（1）分娩或流产后由于抵抗力下降，病原体经生殖道上行感染并扩散到输卵管、卵巢，继而整个盆腔，引起炎症。

（2）在宫内节育器广泛应用的同时，患者不注意个人卫生或手术操作不严格而引发。

（3）未经严格消毒而进行的宫腔操作，如吸宫术、子宫输卵管碘油造影、子宫颈管治疗，以及消毒不严格的产科手术感染等。

（4）不注意经期卫生，月经期性交或不洁性交等。

（5）身体其他部位有感染未经及时治疗时，病原菌可经血行传播而引起输卵管卵巢炎，多见于结核性疾病。

（6）盆腔或输卵管邻近器官发生炎症如阑尾炎时，可通过直接蔓延引起输卵管卵巢炎、盆腔腹膜炎，炎症一般发生在邻近的一侧输卵管及卵巢。

（7）性传播疾病如淋病，感染后淋病双球菌可以沿黏膜向上蔓延，引起输卵管、卵巢炎症。

慢性输卵管卵巢炎是怎么得的？

慢性输卵管卵巢炎常常是由于急性输卵管卵巢炎急性期治疗延误或不彻底，迁延日久形成慢性；少部分是因为细菌毒力弱，患者机体抵抗力较强，无明显症状，未引起注意，被误诊或拖延失治而成。

盆腔脓肿是怎么得的？

输卵管积脓、卵巢积脓、输卵管卵巢脓肿以及由急性盆腔腹膜炎与急性盆腔结缔组织炎所致的脓肿均属盆腔脓肿的范畴。这些脓肿虽各有其特点，但亦有不少相同之处。

卵巢积脓也多因急性输卵管炎引起，由于排卵后卵巢表面有排卵破口，急性输卵管炎的炎性分泌物可以经此处进入卵巢实质中，逐渐形成卵巢脓肿。患急性盆腔腹膜炎或急性盆腔结缔组织炎时，腹膜渗出的脓液或结缔组织化脓产生的脓液可积聚于盆底，形成脓肿。引起盆腔脓肿的病原体可以为需氧菌、厌氧菌、衣原体或支原体等，但以厌氧菌更多见，有报道：70%~80% 的盆腔脓肿可以培养出厌氧菌。

众多不同的病原体均可以引起盆腔的炎症，这些病原体到达盆腔生殖器官或组织可以经由以下几种途径：

（1）经血液传播。大多数的盆腔结核感染，其结核菌是由肺或其他器官的结核灶经血液传播的。较罕见的流行性腮腺病毒所致的卵巢炎也是经血液传播；血吸虫卵沉积于输卵管，也是血行感染的结果；而全身性的菌血症亦可导致盆腔炎症。

（2）经淋巴传播。盆腔结缔组织炎，包括子宫旁炎，多与宫颈炎症有关。严重的宫颈炎，如宫颈癌所引起的炎症，往往通过淋巴而感染盆腔结缔组织。由宫颈及阴道损伤而引起的炎症，也常导致盆腔结缔组织的感染。丝虫病亦可通过淋巴管而引起盆腔急性淋巴管炎甚至盆腔器官炎症，但这种情况较罕见。

（3）直接蔓延。弥漫性腹膜炎、阑尾炎，以及急性肠憩室炎均可直接影响盆腔生殖器官。经腹进行的妇科手术，尤其是伴有结肠损伤时，可引起严重的盆腔感染。严重的直肠感染时，细菌亦偶可穿过肠壁而直接感染盆腔器官，即使是较简单的经腹全子宫切除术，亦可导致阴道残端上部的盆腔结缔组织炎。经阴道进行子宫切除术，则更有此种可能。

（4）上行性感染。绝大多数盆腔炎系由阴道内的病原体沿黏膜上升而感染盆腔器官。不仅淋球菌是沿黏膜上升至输卵管，其他病原体也是如此。动物实验证实结扎输卵管即不再发生输卵管炎症。宫颈管经常为黏稠的黏液所堵塞，成为有效的屏障使阴道内的细菌不易上升至宫腔而致病。一旦阴道内的酸碱度发生改变或宫颈管的黏液变得稀薄或消失，则阴道内的细菌即可上升至宫腔而导致输卵管炎。

盆腔结缔组织炎是怎么得的？

原发急性盆腔结缔组织炎多由于手术损伤所致。困难的扩张宫颈术时的宫颈撕伤；全子宫切除（尤其是经阴道者）术后阴道断端周围的血肿及感染；吸刮人流术中误伤子宫或宫颈侧壁以及分娩或手术产时造成的宫颈或阴道上端撕伤等，均易导致急性盆腔结缔组织炎。妊娠期间盆腔结缔组织常有增生并充血，一旦发生感染，往往迅速扩散至大部分的盆内结缔组织，导致较严重的盆腔结缔组织炎。

生殖器结核是怎么得的？

生殖器结核患者中约20%有家族结核病史；50%以上早期曾有过盆腔

生殖器外的结核病，常见为肺结核、胸膜炎，其次为结核性腹膜炎、结节性红斑及肾、骨结核等。不孕常常是本病的主要或唯一症状。感染以继发性为主，主要来源于肺和腹膜结核。

传播途径可能有以下几种：

（1）血行传播。此为传播的主要途径。结核菌首先侵入呼吸道。动物实验证明，注入2~6个结核菌即能产生病变，并迅速传播，在肺、胸膜或附近淋巴结形成病灶，然后经血循环传播到内生殖器官，首先是输卵管，逐渐波及子宫内膜及卵巢。子宫颈、阴道、外阴感染少见。如肺部原发感染接近月经初潮时，通过血行播散（即致敏前期菌血症），累及生殖道的可能性大大增加，此时组织反应不明显，临床也无症状。循环内结核菌可被单核-吞噬细胞系统清除，但在输卵管可形成隐伏的转移灶，它处于静止阶段可长达1~10年，甚至更长时间，直至在某些因素作用下，局部免疫力低下，隐伏病灶重新激活，感染复发。由于这种缓慢无症状过程常常使肺部的原发病灶完全被吸收而不留有可被放射线诊断的痕迹，这几乎是生殖道结核明确诊断时的普遍现象。

（2）腹腔内直接蔓延。结核性腹膜炎、肠系膜淋巴结结核干酪样变破裂或肠道、膀胱结核与内生殖器官发生广泛粘连时，结核杆菌可直接蔓延到生殖器官表面。输卵管结核常与腹膜结核并存，可能先有输卵管结核再蔓延波及腹膜或反之亦可。亦可能是双方均系血行播散的结果。

（3）淋巴传播。病菌由腹内脏器结核病灶，如肠道结核，通过淋巴管逆行传播到内生殖器官，由于需要逆行播散，所以少见。

（4）原发性感染。女性生殖器官直接感染结核，形成原发病灶的可能性还有争论。男性泌尿生殖系统结核（如附睾结核）患者，通过性交直接传染其性伴，形成原发性外阴或宫颈结核，虽曾见诸文献报道，但精液内不常发现结核杆菌，并在这些病例中不可能排除在肺或其他部位存在早期无症状的原发性病灶。Sutherland（1982年）在128例女性生殖道结核患者中发现有5例（3.9%）其配偶有活动的泌尿生殖道结核，然而这5例中有3例其配偶还有生殖道外结核。

症状篇

◆ 妇科炎症有哪些症状?

◆ 白带是如何产生的，白带异常改变有哪些表现?

◆ 什么是外阴炎，有哪些症状?

◆ 常见的外阴炎有哪些?

◆ 什么是非特异性外阴炎，有哪些症状?

◆ ……

妇科炎症有哪些症状？

妇科炎症主要是指妇女生殖器官的炎症，包括各种原因引起的女性外阴阴道炎、宫颈炎、盆腔炎等。女性生殖系统经常会感染各种炎症，出现外阴瘙痒、灼热、肿痛，阴道充血，白带豆渣样、白带量多，性交疼痛，尿频、尿急、尿痛，下腹坠胀等症状，往往反复经久不愈。

白带是如何产生的，白带异常改变有哪些表现？

白带是女性的正常生理现象。子宫颈、阴道壁、前庭大腺会分泌一些液体，当这些液体流出体外就形成了白带。其实白带也并不是一无是处，例如子宫颈的分泌物可以帮助清洁阴道。只要白带量少，且透明，又没有异味、没有臭味，阴部也不发痒就是正常的。女性到了排卵的时候，白带就会增多，但只要透明、无味就是正常的。

导致白带发生改变的原因中最常见的是阴道炎，其次就是子宫颈的问题，如炎症、损伤等。白带异常改变包括：①白带量突然增加；②白带的颜色不再透明、清亮，而是呈灰黄色或黄白色泡沫状稀薄分泌物、灰白色均质分泌物、脓性分泌物、凝乳块或豆渣样分泌物、大量透明黏性分泌物、血性分泌物、水样分泌物；③由无味变为臭味；④白带中带有血丝；⑤外阴部发痒。

什么是外阴炎，有哪些症状？

外阴炎症是妇科最常见的疾病，是外阴不洁或异物刺激、病原体感染而引起的炎症。常见病因包括阴道分泌物增多流至外阴的刺激，月经或月经垫、内裤等的刺激，糖尿病患者的尿液，尿瘘患者长期受尿液的浸渍，肠癌患者有时受粪便的刺激，肠道蛲虫，混合感染（常见病原菌为葡萄球菌、链球菌、大肠埃希菌和假丝酵母菌）等。外阴炎常见症状为：外阴皮肤瘙痒、烧灼感和疼痛，在活动、性交和排尿后加重。急性期红肿、充血、有抓痕。慢性炎症有痛痒、外阴发生开裂、苔藓化。有些患者小阴唇内侧肿胀、充血、糜烂和成片湿疹。

常见的外阴炎有哪些?

常见的外阴炎主要有以下几种：①非特异性外阴炎；②外阴假丝酵母菌病；③婴幼儿外阴炎；④前庭大腺炎、前庭大腺囊肿；⑤急性外阴溃疡（多由各种原因的外阴炎引起，一般是外阴炎病变过程中的一种表现）；⑥性病（在外阴尖锐湿疣、软下疳、生殖器疱疹、淋病等性病的发病过程中，外阴多会出现炎症表现）。

什么是非特异性外阴炎，有哪些症状?

妇女的外阴部在一般性细菌（如葡萄球菌、大肠埃希菌、链球菌）、粪便、阴道分泌物或其他物理、化学因素刺激下而发生的皮肤黏膜炎症，叫作非特异性外阴炎。

正常情况下有需氧菌及厌氧菌寄居于阴道内，形成正常阴道菌群。需氧菌包括：棒状杆菌、非溶血性链球菌、肠球菌、表皮葡萄球菌。兼性厌氧菌有乳杆菌、加德纳菌和大肠埃希菌。厌氧菌包括消化球菌、消化链球菌、类杆菌、梭杆菌和动弯杆菌等。此外还有支原体及念珠菌。阴道与这些菌群形成一种平衡的生态，阴道环境影响着菌群，菌群也影响阴道环境。正常阴道中乳杆菌占优势，在维持阴道正常菌群中起关键作用。虽然有外阴及阴道的防御机制存在，但由于外阴前与尿道相邻，后与肛门邻近，易受污染，经常受到经血、阴道分泌物、尿液、粪便的刺激；外阴及阴道又是性交、分娩及各种宫腔操作的必经之道，容易受到损伤及各种外界病原体的感染。此外，虽然阴道内菌群为正常菌群，但当大量应用抗生素、体内激素发生变化或各种原因致机体免疫能力下降，阴道与菌群之间的生态平衡被打破，也可形成条件致病菌。因此，若不注意皮肤清洁卫生，再加上身体虚弱，易使妇女外阴部被细菌侵扰引起外阴炎；其次糖尿病患者糖尿的刺激、粪瘘患者粪便的刺激以及尿瘘患者尿液的长期浸渍等也可引起外阴炎；此外，穿紧身化纤内裤，导致局部通透性差，局部潮湿以及经期使用卫生巾的刺激，均可引起外阴炎。由于这种外阴炎不是由特异的病原体引起的，而多为葡萄球菌、链球菌、大肠埃希菌等混合感染，故称非特异性外阴炎。

因外阴不洁或异物刺激而引起的非特异性炎症的临床表现大体有以下几方面：

（1）急性炎症。患者先感到外阴不适，继而出现瘙痒及疼痛，或有灼热感，于活动、性交、排尿及排便时加重。同时可出现外阴部位（包括大、小阴唇，阴蒂）皮肤及黏膜有不同程度的肿胀充血、糜烂，常有抓痕，严重者形成溃疡或湿疹。

（2）慢性炎症。主要表现为外阴瘙痒，皮肤增厚、粗糙、皲裂，甚至苔藓样变。也可以伴有排尿痛或性交痛。

婴幼儿外阴炎有哪些症状？

发生外阴炎时，大孩子可述说外阴疼痛、痒感、分泌物增多。婴幼儿则常因局部痛苦而啼哭不安。可以看到外阴、阴蒂、尿道口及阴道口黏膜充血、水肿，并有脓性分泌物，甚至皮肤剥脱。有的患儿因痛痒而抓局部，致局部有抓痕、出血等现象，有的出现尿痛、尿频、烧灼感。婴幼儿内裤上经常有脓性干痂形成，或有稀水样的痕迹。

前庭大腺脓肿有哪些症状？

前庭大腺位于两侧大阴唇下方，腺管开口于小阴唇内侧靠近处女膜处，在性交、分娩或其他情况污染外阴部时，病原体易于侵入而引起炎症，腺管口往往因肿胀或渗出物凝集而阻塞，脓液不能外流，积存而形成前庭大腺脓肿。本病多发生于育龄妇女，多为混合性细菌感染，淋菌也是引起本病的致病菌。治疗上主要应用抗生素，脓肿形成后切开排脓，治疗效果好。该病主要是细菌污染外阴引起前庭大腺发炎，因此预防本病的关键是注意外阴的清洁卫生，杜绝一切感染的因素。提倡早期诊断，早期治疗，可免除脓肿形成后要切开排脓之痛苦。

症状表现：炎症多发生一侧，初期局部肿胀、疼痛、灼热感、行走不便，有时会致大小便困难。检查见局部皮肤红肿、发热、压痛明显，脓肿形成时，疼痛加剧，可触及波动感，严重者脓肿直径可达5~6cm，出现发热等全身症状，腹股沟淋巴结可不同程度增大。当脓肿内压力增大时，表面皮肤变薄，脓肿自行破溃，若破孔大，可自行引流，炎症较快消退而痊愈；若破孔小，引流不畅，则炎症持续不消退，并可反复急性发作。

什么是阴道炎？

阴道炎是阴道黏膜及黏膜下结缔组织的炎症，是妇科门诊常见的疾病。正常健康妇女，由于解剖学及生物化学特点，阴道对病原体的侵入有自然防御功能，当阴道的自然防御功能遭到破坏，则病原体易于侵入，导致阴道炎症。幼女及绝经后妇女由于雌激素缺乏，阴道上皮菲薄，细胞内糖原含量减少，阴道pH高达7左右，故阴道抵抗力低下，比青春期及育龄期女性易受感染。

阴道炎临床上以白带的性状发生改变以及外阴瘙痒灼痛为主要临床特点，性交痛也常见，感染累及尿道时，可有尿痛、尿急等症状。

常见的阴道炎有细菌性阴道炎、滴虫性阴道炎、念珠菌性阴道炎、老年性阴道炎。阴道炎是不同病因引起的多种阴道黏膜炎性疾病的总称。在正常生理状态，阴道的组织解剖学及生物化学特点足以防御外界微生物的侵袭。如果遭到破坏，则病原微生物即可趁机而入，导致阴道炎症。

阴道炎有哪些特点？

阴道炎临床上以白带的性状发生改变以及外阴瘙痒灼痛为主要临床特点，性交痛也常见，感染累及尿道时，可有尿痛、尿急等症状。

常见的阴道炎症有哪些？

主要有：滴虫性阴道炎、阴道假丝酵母菌病、细菌性阴道病、老年性阴道炎、婴幼儿阴道炎、非特异性阴道炎。Garder等曾对1181例阴道炎进行研究，发现41%为细菌性，27%为真菌性，24%为滴虫性。老年性阴道炎发生于绝经以后、卵巢切除或盆腔放射治疗后，其发病率高达98.5%。

老年性阴道炎有哪些特征？

老年性阴道炎常见于绝经后的老年妇女，因卵巢功能衰退，雌激素水平降低，阴道壁萎缩，黏膜变薄，皱襞消失，上皮细胞内糖原含量减少，阴道内pH上升，且阴道内的弹性组织减少，使阴道口豁开，阴道壁膨出，这些都会使阴道黏膜对病原体的抵抗力减弱，造成细菌感染，引起阴道炎症。此外，手术切除双侧卵巢、卵巢功能早衰、盆腔放疗后、长期闭经、长期哺乳等均可引起本病。因此，老年妇女在生活中要特别注意自我护理，讲究卫生，减少阴道感染的机会。

主要症状为阴道分泌物增多及外阴瘙痒、灼热感。阴道分泌物稀薄，呈淡黄色，严重者呈血样脓性白带，常易并发尿频、尿痛或小便失禁等症。妇科检查时见外阴萎缩，双小阴唇内侧面可有充血；阴道黏膜菲薄，皱襞消失，充血并有散在的小出血点，或可见表浅的溃疡。如果阴道炎症久治不愈，有可能引起阴道粘连，重者引起阴道闭锁，炎性分泌物不能排出，又会发生阴道积脓或宫腔积脓。同样，溃疡面如果与对侧粘连，也可以引起阴道粘连等病症。

婴幼儿阴道炎有哪些症状？

婴幼儿阴道炎，多发生在2~9岁的幼女，是女性婴幼儿的常见病。因阴道炎多伴有外阴炎，因此，常统称为婴幼儿外阴阴道炎。

其主要症状是外阴阴道痒，阴道分泌物增多，婴幼儿因年幼不能很正确地诉说症状。大量分泌物刺激引起外阴痛痒，患儿哭闹、烦躁不安或用手搔抓外阴，通过手指及抓伤处，更进一步使感染扩散。外阴、阴蒂、尿道口、阴道口黏膜充血、水肿，有脓性分泌物。部分患儿伴有泌尿系统感染，出现尿急、尿频、尿痛。多由母亲发现婴幼儿内裤上有脓性分泌物而就诊，但也有可能因症状轻微在急性期被父母疏忽，至急性期后造成小阴唇粘连，粘连时上方或下方留有小孔，排尿时尿流变细或分道，尿由小孔流出。粘连的小阴唇有时遮盖阴道口及尿道口，粘连的上下方各有一裂隙，尿自裂隙排出，有时临床上误诊为生殖道畸形。阴道异物可引起阴道分泌物增多，且为血脓性，有臭味。蛲虫所致的阴道炎，其外阴及肛门外有奇痒，阴道流出大量稀薄的黄脓性分泌物。

什么是外阴阴道假丝酵母菌病？

外阴阴道假丝酵母菌病是由假丝酵母菌引起的一种常见外阴阴道炎，曾被称为外阴阴道念珠菌病。酸性环境适宜假丝酵母菌生长，其侵袭组织能力强，对热的抵抗力不强，加热至60℃1小时即死亡，但对干燥、日光、紫外线及化学制剂等抵抗力较强。其为条件致病菌，只有在全身及阴道局部免疫力下降才引发阴道炎症。常见发病诱因主要有妊娠、糖尿病、大量应用免疫抑制剂及广谱抗生素。

外阴阴道假丝酵母菌病有哪些症状？

外阴阴道假丝酵母菌病表现为外阴瘙痒、灼痛，还可伴有尿频、尿痛及性交痛，部分患者阴道分泌物增多。外阴瘙痒程度重，严重时坐卧不宁，异常痛苦。阴道分泌物呈白色稠厚凝乳或豆渣样。若为外阴炎，妇科检查可见地图样红斑，另可见外阴水肿，常伴有抓痕。若为阴道炎，阴道黏膜可见水肿、红斑，小阴唇内侧及阴道黏膜上附有白色块状物，擦除后露出红肿黏膜面，少部分患者急性期可能见到糜烂及浅表溃疡。

危害：不易根治，易反复，引发早产、胎儿感染等。

什么是滴虫性阴道炎？

滴虫阴道炎是常见的阴道炎，是由阴道毛滴虫所引起。滴虫的生活史简单，只有滋养体而无包囊期，滋养体生命力较强，能在3~5℃生存2天；在46℃时生存20~60分钟；在半干燥环境中约生存10小时；在普通肥皂水中也能生存45~120分钟。在pH 5以下或7.5以上的环境中则不生长，而滴虫阴道炎患者的阴道pH一般为5~6.5。隐藏在腺体及阴道皱襞中的滴虫常于月经前后得以繁殖，引起炎症的发作。它能消耗或吞噬阴道上皮细胞内的糖原，阻碍乳酸生成。滴虫不仅寄生于阴道，还常侵入尿道或尿道旁腺，甚至膀胱、肾盂以及男性的包皮褶、尿道或前列腺中。

传染途径一般有以下两种：①直接传染，经性交传播。②间接传染，经公共浴池、浴盆、浴中、游泳池、厕所、衣物、器械及敷料等途径传染。

滴虫性阴道炎有哪些症状？

滴虫性阴道炎的潜伏期为4~28天。初期感染可无症状，主要临床表现为阴道分泌物增多及外阴瘙痒，分泌物特点为稀薄脓性、黄绿色、泡沫状、有臭味。瘙痒部位主要为阴道口及外阴间或有灼热、疼痛、性交痛等。若尿道口有感染，可有尿频、尿痛，有时可见血尿。阴道毛滴虫能吞噬精子，并能阻碍乳酸形成，影响精子在阴道存活，可致不孕。检查见阴道黏膜充血，严重者有散在出血斑点，甚至宫颈有出血点，形成"草莓样"宫颈，后穹隆有大量白带，呈灰黄色稀薄液体或黄绿色脓性分泌物，常呈泡沫状。带虫者阴道黏膜无异常改变。

危害：可并发滴虫性尿道炎、膀胱炎、肾盂肾炎。由于滴虫能吞噬精子，可引起不孕症，影响性生活等。

什么是细菌性阴道病？

细菌性阴道病（BV）为阴道正常菌群失调所致的一种混合感染，是育龄期妇女最常见的阴道感染性疾病。在健康妇女中，阴道由于组织解剖和生物化学以及生理方面的特点，对于外界病原体的侵入有着相当强的防御能力，使病原体难以侵犯阴道，保持阴道的正常结构和生理功能。如果阴道的自然防御屏障作用被破坏，如经期或妊娠期内分泌激素水平改变、性交、阴道灌洗、抗生素等对阴道固有菌群的抑制，乳酸杆菌丧失其健康状态下的优势地位而使多种致病菌，特别是厌氧菌大量繁殖，导致阴道生态系统紊乱，即可引起阴道炎症。

细菌性阴道病是由多种致病性厌氧菌感染引起的无明显黏膜炎症的一种疾病，感染率在15%~30%，且易复发。患BV孕妇胎膜感染的比例是健康者的3倍，发生胎膜早破及早产的机会是健康者的2倍，容易早产或分娩低体重儿，生下的孩子也很可能会因此带有各种缺陷。越来越多的证据表明，BV是导致组织性绒毛膜炎、羊水感染、剖宫产术后子宫内膜炎及其他妊娠不良和妊娠并发症的危险因素。

另外在妇科中，BV主要与输卵管炎、盆腔炎、宫外孕、不孕症、泌尿系感染、术后感染及妇科肿瘤有关。有部分女性患者感染后得不到及时治疗，或经过不正规的治疗后，转为慢性感染或带菌者，当机体受外来及生理因素影响时，病原体可再次复活而侵袭传播，使病情反复发作不能痊愈，此时病原体又不易查出，给患者带来极大痛苦。在临床上，由于大量使用抗生素使加德纳菌的感染率不断增高，阴道加德纳菌作为一种条件致病菌，且又与性传播有关，正逐步引起临床的高度重视。

细菌性阴道病有哪些症状？

细菌性阴道病表现为阴道分泌物增多，且有泡沫，有特殊鱼腥臭味，在月经期或性交后加重，可伴有轻度外阴瘙痒或烧灼感。分泌物呈灰白色，均匀一致，稀薄。常黏附于阴道壁，但黏度很低，容易将分泌物从阴道壁拭去，阴道黏膜无充血的炎症表现。

危害：细菌性阴道病不但可诱发输卵管炎而引起不孕或宫外孕，而且还容易并发霉菌性阴道炎和滴虫性阴道炎。尤其值得重视的是孕妇感染后可引起胎膜早破、早产、低体重儿。而一旦胎儿受到直接感染，将易患新生儿肺炎、脑膜炎等，并可能带来各种后遗症。

什么是宫颈炎？

宫颈炎是妇科常见疾病之一，包括宫颈阴道部及宫颈管黏膜炎症。宫颈管黏膜上皮为单层柱状上皮，抗感染能力较差，易发生感染；感染分急性和慢性两种。急性宫颈炎常与急性子宫内膜炎或急性阴道炎同时存在，但以慢性宫颈炎多见。主要表现为白带增多，呈黏稠的黏液或脓性黏液，有时可伴有血丝或夹有血丝。长期慢性机械性刺激是导致宫颈炎的主要诱因。如性生活过频或习惯性流产，分娩及人工流产术等可损伤宫颈，导致细菌侵袭而形成炎症；或是由于化脓菌直接感染，或是高浓度的酸性或碱性溶液冲洗阴道，或是阴道内放置或遗留异物感染所致。慢性宫颈炎有多种表现，如宫颈糜烂样改变、宫颈肥大、宫颈息肉、宫颈腺体囊肿、宫颈内膜炎等。

慢性宫颈炎病原体可以上行造成子宫内膜炎；可以通过宫旁韧带、淋巴管蔓延引起慢性盆腔炎；当炎症波及膀胱三角区，可引起泌尿系统的疾病而出现尿痛、尿频或排尿困难等刺激症状。

慢性宫颈炎和宫颈癌有一些共同症状，如性交后出现阴道点滴出血或白带带血丝。出现此种情形，一定要作宫颈涂片、阴道镜宫颈活检等，排除癌症后再治疗宫颈炎。

急性宫颈炎有哪些症状？

急性宫颈炎多发生于产褥感染或感染性流产。阴道滴虫、霉菌及淋病感染常同时伴有急性宫颈炎。急性宫颈炎的症状中白带增多是最常见的，有时甚至是唯一的症状，常呈黏液脓性。由于宫颈炎常与尿道炎、膀胱炎或急性阴道炎伴发，自觉腰痛、下腹坠痛、外阴瘙痒或刺痛；也可出现尿频、排尿时刺痛等。妇科检查可以见到阴道及子宫颈黏膜充血水肿；子宫颈容易出血，甚至出现溃疡坏死；也可见脓性或黏稠的黏液从子宫颈口流出或积留在子宫颈表面和子宫颈周围，并有臭味。各种病原体所致感染可表现不同性状的分泌物，如发生淋菌性宫颈炎时，因尿道旁腺、前庭大腺受累，可见尿道口、阴道口黏膜充血、水肿以及多量脓性分泌物。

慢性宫颈炎有哪些症状？

慢性宫颈炎是子宫颈部的慢性糜烂性或增殖性炎症，多由急性宫颈炎转化而来，也可无明显急性期表现。慢性宫颈炎是临床多发病，主要是行经和性生活对宫颈的刺激所致。随年龄增长，发病率明显提高，未婚妇女极少见。其主要临床表现为白带增多，可呈乳白黏液状，有时呈淡黄色脓性，伴有息肉形成时，易有血性白带或性交后出血。当炎症涉及膀胱结缔组织时，可出现尿急、尿频；当炎症扩散到盆腔时，可有腰骶部疼痛、盆腔下坠痛及痛经等，每于性交时、月经期、排便时疼痛会加重。另因黏稠性白带不利于精子的穿过，可造成不孕。阴道检查时会发现宫颈糜烂样改变、肥大、充血、水肿，有时质地较硬，有时可见息肉、裂伤及宫颈腺体囊肿。慢性宫颈炎与宫颈癌的表现易于混淆，因此应做宫颈涂片检查，必要时做宫颈活检。

什么是盆腔炎，有哪些症状？

女性内生殖器（如子宫、输卵管、卵巢等）及其周围的结缔组织、盆腔腹膜发生炎症时，都称为盆腔炎。引起盆腔炎的病原体为葡萄球菌、大肠埃希菌、链球菌、厌氧菌以及性传播的病原体如疱疹病毒、沙眼衣原体及支原体等。主要传染途径有：经血循环传播、经淋巴系统蔓延、沿生殖器黏膜上行蔓延及邻近脏器感染后的直接蔓延等。女性外生殖器的外露部分有开口，与深藏于盆腔的内生殖器又是相通的，病原体很容易由此直接或间接上行感染而引发盆腔炎。女性生殖器的自然防御机制容易受到破坏，月经期、分娩、妇科手术、过度而不洁的性活动、不良的卫生习惯等等因素均可以使女性生殖系统原有的自然保护机制受到破坏。此外，如果性关系混乱，互相交叉感染使某些特异性疾病通过性行为而广泛传播，因此而导致的特异性盆腔炎发病率也比较高。医源性感染如广谱抗生素的大量或长期使用，皮质激素、抗代谢药物的应用，放、化疗强度的增加，各种妇科手术及计划生育手术均可以因为患者的防御能力下降而使盆腔内受到感染。结核病、阑尾炎、外科手术、子宫内膜异位症、妇科肿瘤等疾病和因素也容易导致盆腔炎的发生。盆腔炎又有急性和慢性之分。急性炎症未经彻底治疗可转变为慢性盆腔炎，后者往往久治不愈，反复发作，不但影响妇女身心健康，且为造成不育症的常见原因之一。

盆腔炎的主要症状有下腹疼痛、白带量多、色黄腥臭，多伴有发热等全身症状。按发生炎症的部位不同，可有子宫内膜炎和子宫肌炎（统称子宫炎）、卵巢炎、输卵管炎、卵巢输卵管炎、盆腔腹膜炎、盆腔结缔培养组织炎之分，但往往几部分炎症可先后发现或同时发生。重者可出现败血症、感染性休克等严重后果。

急性盆腔炎有哪些症状？

急性盆腔炎可因炎症轻重及范围大小而有不同的临床症状。发病时下腹痛伴发热，若病情严重可有寒战、高热、头痛、食欲不振。月经期发病可出现经量增多、经期延长，非月经期发病可有白带增多。若有腹膜炎，则出现消化系统症状如恶心、呕吐、腹胀、腹泻等。若有脓肿形成，可有下腹包块及局部压迫刺激症状；包块位于前方可出现膀胱刺激症状，如排尿困难、尿频，若引起膀胱肌炎还可有尿痛等；包块位于后方可有直肠刺激症状，若在腹膜外可致腹泻、里急后重感和排便困难。根据感染的病原体不同，临床表现也有差异。淋病奈氏菌感染起病急，多在48小时内出现高热、腹膜刺激征及阴道脓性分泌物。非淋病奈氏菌性盆腔炎起病较缓慢，高热及腹膜刺激征不明显，常伴有脓肿形成。若为厌氧菌感染，则容易有多次复发，脓肿形成，患者的年龄偏大，往往大于30岁。沙眼衣原体感染病程较长，主要表现为高热不明显，长期持续低热，轻微下腹痛，久治不愈，阴道不规则出血。

医生检查可发现患者呈急性病容，体温升高，心率加快，腹胀，下腹部有压痛、反跳痛及肌紧张，肠鸣音减弱或消失。盆腔检查：阴道可能充血，并有大量脓性分泌物，将宫颈表面的分泌物拭净，若见脓性分泌物从宫颈口外流，说明宫颈黏膜或宫腔有急性炎症。穹隆有明显触痛，需注意是否饱满；宫颈充血、水肿，举痛明显；宫体稍大，有压痛，活动受限；子宫两侧压痛明显，若为单纯输卵管炎，可触及增粗的输卵管，有明显压痛；若为输卵管积脓或输卵管卵巢脓肿，则可触及包块且压痛明显；宫旁结缔组织炎时，可扪到宫旁一侧或两侧有片状增厚，或两侧宫骶韧带高度水肿、增粗，压痛明显；若有脓肿形成且位置较低时，可扪及后穹隆或侧穹隆有肿块且有波动感，三合诊常能协助进一步了解盆腔情况。

慢性盆腔炎有哪些症状？

（1）慢性盆腔痛。慢性炎症形成的瘢痕粘连以及盆腔充血，常引起下腹部坠胀、疼痛以及腰骶部疼痛，常在劳累、性交后及月经前后加剧。有文献报道约20%急性盆腔炎发作后遗留慢性盆腔炎。

（2）不孕及异位妊娠。输卵管粘连阻塞可致不孕或异位妊娠。急性盆腔炎后不孕发生率为20%~30%。有文献报道一次盆腔炎发作，不孕危险为13%，两次为36%，3次为60%~75%。

（3）月经异常。盆腔淤血可致经量增多；卵巢功能损害时可致月经失调，子宫内膜炎常有月经不规则，老年性子宫内膜炎可有脓性分泌物。

（4）全身症状。多不明显，有时仅有低热，易感疲倦。因病程时间较长，部分患者可出现神经衰弱症状，如精神不振，失眠，周身不适等。当患者抵抗力差时，易有急性或亚急性发作。

（5）体征。若为子宫内膜炎，子宫增大，有压痛；若为输卵管炎，则在子宫一侧或两侧触到呈索条状增粗的输卵管，并有轻度压痛；若为输卵管积水或输卵管卵巢囊肿，则在盆腔一侧或两侧触及囊性肿物，活动多受限；若为盆腔结缔组织炎，子宫常呈后倾后屈，活动受限，或粘连固定，子宫一侧或两侧有片状增厚，有压痛。宫骶韧带常增粗，变硬，有触痛。

急性子宫内膜炎有哪些症状？

子宫内膜炎是盆腔生殖器官炎症之一，为妇女常见病，炎症可局限于一个部位，也可几个部位同时发病。临床上尤以后一种情况为多见。经期不卫生、经期性交或性生活紊乱将体外或阴道、宫颈内的病原菌带入宫腔均可引起急性炎症。严重的有可能引起弥漫性腹膜炎、败血症以致感染性休克等严重后果。

临床表现：起病较急，有恶寒甚至寒战、发热（38~40℃）、脉搏加快、全身无力、出汗、下腹疼痛甚剧、下坠、腰酸；大量血性、脓性或水样白带，并有臭味；产后感染则恶露呈泥土色。

体征：患者下腹部压痛。窥器检查可见子宫口有大量脓性或污秽血性臭味分泌物外溢。双合诊时子宫颈举痛。宫体因充血水肿而胀大、柔软，压痛明显。化验则白细胞总数及中性白细胞增多。

慢性子宫内膜炎有哪些症状？

临床上除结核性与老年性子宫内膜炎外，其他病变实际上比较少见，即使有很广泛的慢性附件炎症，子宫内膜可能仍然完全正常。由于宫腔有良好的引流条件及周期性内膜剥脱，使炎症极少有机会长期停留于子宫内膜，故病变多逐渐减轻而消失。但如急性期治疗不彻底，或仍经常存在感染源，则可反复发作。

临床表现有以下几种：

（1）盆腔区域疼痛。约有40%患者主诉在月经间歇期间有下腹坠胀痛、腰骶部酸痛。

（2）白带增多，由内膜腺体分泌增加所致。一般为稀薄水样，淡黄色，有时为血性白带。老年性子宫内膜炎则常合并萎缩性阴道炎而出现脓性白带，且常含有少量血液，常易误认为子宫恶性病变。当发生子宫积脓时，分泌物脓性有臭味，患者除感腹部钝痛外，可有全身性炎症反应症状，但亦有无症状者。

（3）月经过多。经期仍规则，但经量倍增，流血期亦显著延长。仅有极少数患者由于大量流血而引起贫血，可能由于内膜增厚及炎症充血所致。不规则出血者不多见，有时偶可出血数小时或持续1~2天即停止。

（4）痛经。较多发生于未产妇，但严重痛经者极少。可能由于内膜过度增厚，阻碍组织正常退变坏死，刺激子宫过度痉挛性收缩所致。

体征：因病变限于子宫颈管内的黏膜及其下组织，子宫颈的阴道部分可以很光滑，仅见子宫颈口有脓性分泌物堵塞，有时黏膜增生，可见子宫颈口发红充血。轻度炎症患者，双合诊可无异常情况发现，故临床常诊断为功能失调性子宫出血。若有子宫积脓，则子宫呈球状增大，柔软，甚至可在耻骨联合上方中线处扪到肿块，压痛。如分泌物能间断地通过颈管排出，窥器检查时可见到血性脓液，奇臭。常有急性阴道炎并存。

急性子宫肌炎有哪些症状？

当炎症从子宫内膜波及子宫体，深达子宫肌层，使子宫充血、水肿，甚则化脓、坏死，称为子宫肌炎。本病为由于流产、分娩，或子宫腔手术不洁，或不洁的妇科检查，或经期性交，或子宫内膜息肉坏死等原因招致细菌的感染而引起的内膜炎症，炎症严重，可波及子宫肌层。

子宫肌炎有急性与慢性之分。急性子宫肌炎临床主要表现为发热、腹痛、腰骶酸痛、白带增多、下腹下坠感等。妇科检查：急性子宫肌炎时子宫体增大、质软，压痛明显。

慢性子宫肌炎有哪些症状？

慢性子宫肌炎临床主要表现为下腹隐痛、月经不规则、带下增多等，多由急性子宫肌炎转化而来。妇检慢性子宫肌炎子宫体均匀性增大，质地较硬，并有轻度压痛。

附件炎有哪些特点？

附件炎虽然是指输卵管和卵巢的炎症，但输卵管、卵巢炎常常合并有宫旁结缔组织炎、盆腔腹膜炎，且在诊断时也不易区分。这样，盆腔腹膜炎、宫旁结缔组织炎，就也被划入附件炎范围了。在盆腔器官炎症中，以输卵管炎最常见，由于解剖部位相互邻近的关系，往往输卵管炎、卵巢炎、盆腔腹膜炎同时并存且相互影响。分为急性和慢性两种。急性附件炎症状明显，如发热、寒战、下腹剧痛等。慢性附件炎有程度不同的腹痛，或小腹坠胀和牵扯感，时轻时重，伴有白带增多、腰疼、月经失调等症状。

卵巢与输卵管均为左右对称，位于小腹腰带以下。附件炎发病时，患者呈现两侧或一侧持续或间歇性牵拉痛坠闷感。初发时，只略有隐痛或不适，来潮时症状加重，故常为人们所忽视，并视为生理周期的正常反应。此病未婚、已婚女性均可发生，一般由内外阴逆行感染所造成，临床上常与盆腔炎相伴发生。附件炎可使输卵管闭锁，导致不孕，诱发炎症与其他并发症；而附件炎真正的灾难性后果是使卵巢无法发挥正常的生理功能。卵巢是女性区别于男性最重要的性器官之一。它不仅承担着产生卵子、与精子结合，创造延续人类的历史重任；而且还承担着女性特有的雌激素、孕激素与雄性激素的分泌，支撑着女性的第二性征，如使乳房充盈、挺拔等。子宫充满活力可使皮肤白嫩细腻，线条柔润魅力四射。附件炎不但可使女性不孕不育，第二性征弱化消失，尚可直接造成内分泌失调，致使皮肤早衰，偷走女人的美丽。

慢性输卵管卵巢炎的病变类型有哪些？

慢性输卵管卵巢炎的病变类型大致可发为4种：输卵管积水、输卵管积脓、附件炎块及间质性输卵管炎。

（1）输卵管积水及输卵管卵巢囊肿：输卵管积水系输卵管内膜炎引起伞端闭锁，管腔中渗出液积聚而成。有的则为输卵管积脓，部分日久脓液吸收液化，呈浆液状，演变成输卵管积水。如原为输卵管卵巢脓肿则形成输卵管卵巢囊肿（积水）。此外，有时因卵巢周围炎使卵泡破裂受阻而形成卵泡囊肿，或卵泡破裂时细菌乘隙而入，形成炎性积液，以后又与输卵管积水贯通而成输卵管卵巢囊肿。少数病例诉称偶有突发性多量或间断性少量水液自阴道排出，可能为输卵管积水腔内压力增大，积液冲出疏松闭塞的输卵管口所致。大量阴道排液后，盆腔检查可发现原有之包块消失。

（2）输卵管积脓、输卵管卵巢脓肿：输卵管积脓日久不消，可反复急性发作。尤其输卵管与盆腔内的肠管紧密相连，大肠埃希菌可渗入而继发混合感染。机体抵抗力减弱时，遗留的输卵管积脓亦可受到外界的激惹（如患者过于劳累、性生活、妇科检查等）而急性发作。月经前后由于局部充血亦可复发。

（3）附件炎块：慢性输卵管卵巢炎症，可呈炎性纤维化增生而形成较坚实的炎块。一般较小，如与肠管、大网膜、子宫、盆腔腹膜、膀胱等共同粘连，可形成一大包块。包块亦可在盆腔炎症的手术后形成。此时以保留的器官，如卵巢或部分输卵管、盆腔结缔组织或子宫残端为中心，肠管、大网膜等与之粘连。如已成慢性炎块，欲使其炎症彻底消散或包块完全消失，则较为困难。

（4）慢性间质性输卵管炎：为急性间质性输卵管炎遗留的慢性炎症病变，多与慢性卵巢炎并存。可见双侧输卵管增粗、纤维化，在其肌层中、腹膜下可有小脓灶残留。临床表现为附件增厚或条索状增粗。

盆腔脓肿有哪些症状？

盆腔处于腹腔最低部位，腹腔内炎症渗出物或脓液易流入其间，而形成盆腔脓肿。因盆腔腹膜面积较小，吸收毒素也较少，故全身中毒症状较轻而局部症状则相对明显。

盆腔炎有以下表现：

（1）急性腹膜炎经治疗体温又复升高、脉快。

（2）有下腹包块及局部压迫刺激症状，下腹部坠胀不适或钝痛，包块位于前方可有膀胱刺激症状，如排尿困难、尿频、尿痛等；包块位于后方可有直肠刺激症状，若在腹膜外可致腹泻，黏液便及里急后重和排便困难。

（3）下腹有压痛，直肠指检括约肌松弛，直肠前壁饱满，触痛，有波动感。

盆腔结缔组织炎有哪些症状？

盆腔结缔组织炎又称盆腔蜂窝组织炎，是指盆腔腹膜以外的结缔组织的炎症。盆腔结缔组织包括子宫两侧和膀胱前间隙等处的结缔组织以及盆腔腹膜后的结缔组织。盆腔腹膜后结缔组织与整个腹膜后的结缔组织相连，这些部位的结缔组织之间并无可以区别的界线。主韧带、子宫骶骨韧带中也含有较多的结缔组织。炎症在子宫旁结缔组织时称为宫旁结缔组织炎，临床上最为常见，可以扩散至其他部位。炎症亦可在膀胱旁、直肠旁的结缔组织，统称为盆腔结缔组织炎。如果炎症初发于盆腔结缔组织，即为原发性盆腔结缔组织炎；如果继发于严重的输卵管卵巢炎和盆腔腹膜炎之后，则为继发性盆腔结缔组织炎。根据发病的缓急不同，盆腔结缔组织炎又有急性和慢性之分。

（1）急性盆腔结缔组织炎 患者发病前可能有过经腹经阴道进行的全子宫切除，或分娩、人工流产术等。一般是在被感染后的1周至半个月时间内出现症状。刚开始有发热、畏寒，下腹部疼痛呈持续性，疼痛剧烈，触压的痛感更甚，还伴有腰部酸痛、下坠。发病后持续发高热，伴之寒战。炎症迁延到盆腔、腹膜时疼痛可放射至臀部及大腿。妇科检查可发现子宫周围组织，尤其是子宫前方组织水肿，增厚严重并有压痛感，活动受限，下腹部压痛、反跳痛且有腹部肌肉紧张。如果患者病起于子宫全切除手术之后，可以发现阴道断端处有脓性或脓血性渗出物，阴道周围已感染。若已形成脓肿，则可于子宫侧方、后方扪及包块，有压痛。血常规检查：白细胞及中性粒细胞显著增高；血沉增快。急性盆腔结缔组织炎如不及时治疗，会引起盆腔局部充血、水肿、增厚。由于盆腔结缔组织的疏松，可导致大量炎性渗出液积存于蜂窝组织中。若感染未及时控制，渗出物未能吸收，炎症将会扩散至输卵管、盆腔腹膜等组织器官，引起盆腔脓肿；也可侵及邻近血管，发生盆腔血栓性脉管炎。还由于盆腔结缔组织与腹膜后结缔组织相连，向上可达肾脏周围，可以蔓延，导致肾周围脓肿，引起严重的后果。

（2）慢性盆腔结缔组织炎　常因急性盆腔结缔组织炎未得到及时、有效的治疗迁延而来。主要临床表现为低热、下腹疼痛、腰骶酸痛、带下增多等，每当房事、大便时腹痛加剧。

盆腔结核有哪些临床特征？

本病是由结核杆菌侵入人体引起的输卵管、子宫内膜、卵巢、盆腔腹膜及子宫颈等女性生殖器官的炎性病变，又称为结核性盆腔炎。以输卵管结核为最常见，占85%~90%，其次为子宫、卵巢结核，宫颈、阴道及外阴结核少见。20~40岁的女性多发，也可见于绝经后的老年妇女。

由于个体差异，女性生殖器结核的症状表现差别很大。有些人症状很轻或无明显症状，有些人症状严重。一般可有以下几种表现：

（1）月经失调。早期可见月经过多或不规则出血；病程长者可有月经稀少或闭经。

（2）不孕。由于输卵管黏膜遭到破坏与粘连，或黏膜纤毛被破坏，使管腔阻塞或输卵管蠕动受限，导致不孕。

（3）下腹坠痛。这是因盆腔的炎症和粘连，或形成结核性输卵管卵巢脓肿引起的。

（4）白带增多。当合并子宫颈结核时症状明显，白带可呈脓性或血性。

（5）全身症状。①发热：一般为低热，个别患者可达39℃以上，月经期明显。如果每次月经期均有发热，是生殖器结核的特有症状。②一般症状：盗汗、疲劳、消瘦、食欲减退等。如有腹水时，可感腹胀。

孕期阴道炎有哪些特点？

孕妇怀孕期间易患阴道炎，因为在孕期激素水平升高，分泌物增加，阴道酸碱度改变，寄生于阴道区域的细菌也随着环境的改变而发作。

常见的阴道炎有三种：

（1）孕期最常见的生殖系统疾病就是霉菌性阴道炎。女性怀孕后性激素水平高，加上阴道充血、分泌旺盛、外阴湿润等，创造了一个非常有利于霉菌生长的环境。

（2）滴虫性阴道炎，由于孕期阴道酸碱度改变而发作。也可由直接或间接方式感染，是孕期常见到阴道炎。

（3）细菌性阴道病，实际上是寄生在阴道内的正常菌群平衡失调引起的阴道感染性疾病。国内有数据显示，孕妇中患病率为12.5%。在妊娠期细菌性阴道病常可引起不良围产期结果，如绒毛膜羊膜炎、羊水感染、胎膜早破、早产、剖宫产后或阴道产后子宫内膜感染等。

诊断与鉴别诊断篇

- ◆ 非特异性外阴炎的诊断标准是什么？
- ◆ 前庭大腺脓肿如何诊断？
- ◆ 婴幼儿外阴阴道炎如何诊断？
- ◆ 如何诊断细菌性阴道病？
- ◆ 如何诊断外阴阴道假丝酵母菌病？
- ◆ ……

非特异性外阴炎的诊断标准是什么？

非特异性外阴炎不是由于特定致病菌引起的炎症，而是由于外阴不洁或者是异物刺激引起的非特异性炎症。由于外阴与尿道肛门邻近，经常受经血、阴道分泌物、尿液粪便刺激，若不注意皮肤清洁易引起外阴炎；其次糖尿病患者糖尿刺激，粪瘘患者粪便刺激及尿瘘患者尿液长期浸渍等，易引起外阴炎；此外穿紧身化纤内裤，经期使用卫生巾导致局部通透性差，局部潮湿，均可引起非特异性外阴炎。

炎症多发生于小阴唇内外侧，严重时整个外阴受累。外阴肿胀、充血，重者有糜烂、成片的湿疹，甚至有溃疡形成。外阴有灼热感、瘙痒或疼痛，排尿时症状加重。慢性炎症时皮肤增厚、粗糙，可有皲裂，伴瘙痒。

根据病史及临床表现不难诊断，但需常规检查阴道分泌物有无滴虫、霉菌等。必要时查尿糖。年轻患者需要查大便有无蛲虫卵。

本病的诊断标准如下：

1.病史

有糖尿病、尿、粪瘘史，不良卫生习惯史。

2.临床表现

（1）症状：①外阴部瘙痒、甚至疼痛，灼热感或排尿痛，于性交、排尿排便时加重。②外阴部皮肤及黏膜充血，局部肿胀，出现溃疡或湿疹，常有抓痕。急性炎症时小阴唇内外侧红肿，有时呈片状湿疹，严重时可见脓疱形成或有浅小溃疡。③外阴部出现毛囊炎及疖肿。④慢性炎症时皮肤增厚、粗糙，伴瘙痒，甚至有苔藓样变。有时腹股沟淋巴结肿大。

（2）体征：①外阴部疼痛。患者先感到外阴不适，继则出现瘙痒及疼痛，或有灼热感而不自主地搔抓，于排尿及有其他分泌物刺激后加重。②外阴部充血。外阴的皮肤及黏膜多有不同程度的充血肿胀，甚至出现糜烂，或形成大片的湿疹，经搔抓后可有渗出及感染。③外阴毛囊炎及疖病。常以与毛囊为中心形成脓肿或与其他邻近的小脓包相融合，致使外阴高度肿胀及疼痛。向深部组织发展可以形成疖病。④慢性炎症时皮肤增厚、粗糙，可有皲裂伴瘙痒。⑤排除阴部以上所见外，还应着重检查阴道及尿道口、尿道旁腺，并注意有无尿瘘或粪瘘。

3.实验室诊断

（1）阴道分泌物检查，以排除有霉菌、滴虫、淋菌感染。

（2）便检查虫卵，以排除有蛲虫感染。

（3）尿糖定性，以排除有糖尿病。

4.需要与以下疾病鉴别诊断

（1）外阴溃疡，主要表现为外阴部局部破溃，多为一个或数个。继发感染时可有脓苔。可单独出现，也可能为外阴结核、外阴癌、梅毒等病的主要表现。

（2）外阴瘙痒，表现为外阴部局限性瘙痒，无原发的皮肤损害，瘙痒严重时，患者可坐卧不安，甚至影响生活及工作。

（3）外阴白色病变，主要表现为外阴组织变性及色素改变，外阴部及肛周皮肤、黏膜因色素脱失而变白，常对称，有奇痒。病程日久可能出现皮肤、黏膜干燥，易皲裂，失去弹性，外阴病变部分组织萎缩甚至消失，阴道口变窄。

前庭大腺脓肿如何诊断？

前庭大腺位于两侧大阴唇下方，腺管开口于小阴唇内侧靠近处女膜处，在性交、分娩或其他情况污染外阴部时，病原体首先侵犯腺管，导致前庭大腺导管炎，腺管开口往往因肿胀或渗出物凝聚而阻塞，脓液不能外流，积存形成脓肿称为前庭大腺脓肿。本病多发生于女性生育期，婴幼儿及绝经后很少发生。病原体多半为葡萄球菌、大肠埃希菌、链球菌及肠球菌，少数为淋球菌。

根据病史及局部外观与指诊，一般不难诊断。但同时亦应注意尿道口及尿道旁腺有无异常。由于剧痛，阴道窥器检查已不可能，如无必要，可暂不进行。一般应在前庭大腺开口处及尿道口、尿道旁腺各取分泌物作涂片查病原菌。

本病的诊断标准为：

（1）外阴一侧疼痛、肿胀，形成脓肿时疼痛剧烈，可伴发热等全身症状。

（2）大阴唇下1/3处局部发红，触痛明显，肿胀；若形成脓肿，多呈鸡蛋至苹果大小肿块，常为单侧性。肿块表面皮肤发红变薄，周围组织水肿，炎症严重时可向会阴部及对侧外阴部发展。局部触痛明显，有波动感，腹股沟淋巴结多肿大。

脓肿如不及时进行处理，偶可向后侧方向扩散，形成直肠周围脓肿，有时甚至向直肠溃破。前庭大腺炎急性期后，由于腺管口阻塞，腺内分泌液不能排出而潴留，可形成前庭大腺囊肿。

婴幼儿外阴阴道炎如何诊断？

婴幼儿外阴阴道炎常见于5岁以下幼女，多与外阴炎并存。由于婴幼儿解剖、生理特点，其外阴阴道容易发生炎症。

由于婴幼儿解剖的特点及不能主动与医生合作，给诊断带来一定的困难。但是，体检是诊断的主要依据，检查时手法要轻巧敏捷，有时为了获得满意的检查结果，需设法分散患儿的注意力，如边检查边与患儿交谈，使其腹壁放松。个别情况下，需要在全身麻醉下对患儿进行检查。常用的有以下几种检查方法：

（1）检查外阴用中、示二指轻轻分开大阴唇，仔细观察外阴、尿道及阴前庭等处。

（2）阴道窥镜检查是最好的检查，器械是膀胱镜。也可用支气管镜或鼻镜作阴道窥器。较大的女孩可采用特制的小型阴道鸭嘴器。通过上述窥器，可以比较清楚地看到宫颈情况，检查阴道上皮及分泌物，有无异物；同时，用小棉棒取阴道分泌物做涂片用革兰染色，还可取分泌物做培养，并做药物敏感试验，如此便可确定病原菌。

（3）直肠、腹部双合诊检查。用左手中指及示指分开双侧大阴唇，以右手示指（较小幼儿进入示指有困难时，也可用小指）伸入患儿肛门与腹部，另一手互相配合触摸阴道内有无异物、子宫大小及盆腔情况。直肠检查还可协助取阴道分泌物。方法是直肠的手指向前挤压阴道后壁，另一手拿已消毒的玻璃管，边挤压直肠边抽吸阴道分泌物。

本病的参考诊断标准如下：

（1）临床表现

症状：患儿哭闹不安，常用手搔抓外阴部。

体征：外阴红肿痒痛，有大量分泌物，可呈脓性。阴道前庭黏膜充血、水肿或小阴唇粘连，尿道口或阴道口被遮盖，尿流变细，自小阴唇间小孔流出。如为阴道异物造成的外阴阴道炎，可见阴道分泌物特多，且为血、脓性，有臭味。

（2）实验室检查　取分泌物涂片，用革兰染色查到致病菌；或做分泌物培养以明确致病菌，并注意除外滴虫或霉菌感染。

如何诊断细菌性阴道病？

细菌性阴道病为阴道内正常菌群失调所致的一种混合感染，但临床及病理特征无炎症改变，主要表现为阴道分泌物增多，有鱼腥味，尤其性交后加重，可伴有轻度外阴瘙痒或烧灼感。

1.诊断标准

（1）均匀稀薄的白色阴道分泌物，常黏附于阴道壁。

（2）发现线索细胞，取少量阴道分泌物放在玻片上，加一滴0.9%氯化钠溶液混合，高倍显微镜下寻找线索细胞，与滴虫性阴道炎不同的是白细胞极少，线索细胞即阴道脱落的表层细胞于细胞边缘黏附颗粒状物，即各种厌氧菌，尤其是加德纳菌，细胞边缘不清。

（3）阴道分泌物pH>4.5。

（4）胺臭味试验阳性。

以上4项中有3项阳性即可临床诊断为细菌性阴道病。

2.诊断方法

实验室检查对本病的诊断是十分必要的。单有白带增多而没有实验室检查是不能诊断本病的。实验室检查包括涂片、胺试验、培养法、生化法、荧光抗体法等。涂片法和胺试验是简单易于操作的实验室方法，对诊断很有帮助。有条件的可以做培养或荧光抗体法试验。

（1）涂片镜检：取分泌物做涂片可找到线索细胞。线索细胞是表面附着有大量加德纳菌的上皮细胞，特点是上皮细胞表面毛糙或有细小的颗粒，好像撒上了一层面粉。细菌为革兰染色阴性的球状杆菌。

（2）胺试验：取一滴10%氢氧化钾溶液加入阴道分泌物中，可闻到有鱼腥样气味释出，这是因为分泌物中胺量较高，遇碱后可放出氨味来。

（3）培养法：应先分离后再作培养，可见到直径为0.5mm圆形、不透明、表面光滑的菌落。

（4）生化法：取阴道分泌液作生化测定，正常妇女乳酸盐量高，琥珀酸盐量低，而本病妇女测定值正相反。

（5）荧光抗体法：涂片后用荧光抗体染色镜检。

诊断细菌性阴道病主要是与生殖器假丝酵母菌病和阴道毛滴虫病相鉴别，后两者一般外阴瘙痒症状较重，但主要依靠分泌物检测。

如何诊断外阴阴道假丝酵母菌病？

外阴阴道假丝酵母菌病（旧称霉菌性阴道炎），也称外阴阴道念珠菌病。其诊断标准如下：

（1）主要表现为外阴瘙痒、灼痛，严重时坐卧不宁，异常痛苦，还可伴有尿频、尿痛及性交痛。

（2）部分患者阴道分泌物增多，阴道分泌物特征为白色稠厚呈凝乳或豆腐渣样，由脱落上皮细胞和菌丝体、酵母菌和假菌丝组成。

（3）若为外阴炎，妇科检查外阴可见红斑、水肿，常伴有抓痕。若为阴道炎，阴道黏膜可见水肿、红斑，小阴唇内侧及阴道黏膜上附有白色块状物，擦除后露出红肿黏膜面，急性期还可能见到糜烂及浅表溃疡。

（4）阴道pH<4.5。

（5）显微镜检查：可见芽生孢子及假菌丝，少量白细胞。

若在分泌物中找到白假丝酵母菌即可确诊。取少许凝乳状分泌物，放于盛有10%KOH玻片上，混匀后在显微镜下找到芽孢和假菌丝。由于10%KOH可分解其他细胞成分，使假丝酵母菌检出率提高，阳性率为70%~80%，高于生理盐水的30%~50%。此外，可用革兰染色检查。若有症状而多次湿片检查为阴性，或为顽固病例，为确诊是否白假丝酵母菌感染，可采用培养法。pH测定具有重要鉴别意义，若pH<4.5，可能为单纯假丝酵母菌感染；若pH>4.5，并且涂片中有多量白细胞，可能存在混合感染。

复杂性外阴阴道假丝酵母菌病如何诊断？

复杂性外阴阴道假丝酵母菌病包括复发性外阴阴道假丝酵母菌病、重度外阴阴道假丝酵母菌病、非白色假丝酵母菌病所致的外阴阴道假丝酵母菌病，或宿主合并有未控制的糖尿病、免疫抑制和衰竭患者。

复杂性阴阴道假丝酵母菌病诊断如下。

1.临床表现

（1）症状：外阴瘙痒、灼痛，可伴有尿频、尿痛以及性交痛等症状，白带增多。

（2）体征：外阴潮红、水肿，可见抓痕或皲裂，小阴唇内侧及阴道黏膜附着白色膜状物，阴道内可见较多的白色豆渣样分泌物。

2.实验室检查

（1）悬滴法：10%KOH悬滴镜检:菌丝阳性率70%~80%，生理盐水法阳性率低，不推荐。

（2）涂片法：革兰染色后镜检，菌丝阳性率70%~80%。

（3）培养法：RVVC或有症状但多次显微镜检查阴性者应采用培养法

诊断。

（4）测定pH有重要的鉴别意义。若pH<4.5可能为单纯性VVC，pH>4.5并且涂片中有多量白细胞，可能存在混合感染。

如何诊断滴虫性阴道炎？

由阴道毛滴虫感染而引起的阴道炎症称为滴虫性阴道炎。主要表现为阴道分泌物增多及外阴瘙痒，分泌物特点为稀薄脓性，黄绿色，泡沫状，有臭味。根据患者的主诉、病史、临床表现和特有的黄绿色带泡沫的白带，以及阴道窥器检查，可见阴道及宫颈黏膜红肿，并有散在的出血点或草莓状突起，后者一般不超过5%，阴道pH>5，即可以做出诊断。但有时患者的阴道分泌物并不如此典型，故仍需从阴道分泌物中查到阴道毛滴虫方能确诊。

无论是急性还是慢性滴虫性阴道炎，确诊都要借助实验室检查。患者在检查前不要做阴道冲洗或阴道上药，24~48小时内不宜有性生活。阴道毛滴虫的检查方法中以用悬滴法直接镜检较快，操作简便。在有症状的病例中，其阳性率可达80%~90%。其方法是在双合诊以前，用消毒棉棒在阴道较深部位取少许分泌物，立即与已滴在玻片上的少量温生理盐水调和后镜检。如果找到活动的滴虫，即可确诊。悬滴法必须在生理盐水冷却之前进行检查，因滴虫离体时间越久，动力越差，有时呆滞不动，或仅有鞭毛摆动，这时只能依靠邻近白细胞的煽动状态而推测其存在。病情严重者在悬滴片整个镜下视野布满白细胞，看不到滴虫，即使看到也不活跃。如遇此情况，可用0.1%沙黄溶液代替生理盐水，因为沙黄能使白细胞染成淡红色，而滴虫不染色，其运动也不受影响，故滴虫在淡红色的背景中显得特别清楚。如果患者临床症状可疑，但多次悬滴法检查没有找到滴虫，此时可以做滴虫培养；这种方法诊断准确率很高，达98%以上。

涂片染色法是另一种检查滴虫的方法，取分泌物涂片染色，再在显微镜下观察，其诊断的准确率与检查者的经验有关。

老年性阴道炎如何诊断？

绝经后，因阴道局部抵抗力低下，致病菌感染所致的阴道炎主要表现为阴道分泌物增多及外阴瘙痒，有灼热感，阴道分泌物稀薄，呈淡黄色，严重者呈脓血性白带。由于阴道黏膜萎缩，可有性交痛，检查阴道呈老年性改变，上皮萎缩，菲薄，皱襞消失，上皮变平滑，阴道黏膜充血，有小出血点，有时见浅表溃疡，严重时可引起阴道狭窄及闭锁。

根据发病年龄、病史、结合局部检查可见外阴潮红、湿润，阴道壁充血，有散在的出血点，以后穹隆及宫颈最明显。阴道黏膜剥脱后可形成溃疡。一般不难诊断。当形成慢性炎症后，可发生两种结果：一是阴道黏膜下结缔组织纤维化，阴道失去弹性，最后形成阴道狭窄和瘢痕；另一种情况为阴道壁粘连形成阴道闭锁，甚至在闭锁以上形成阴道积脓。此种情况虽属少见，但病情严重。

老年性阴道炎和哪些疾病需互相鉴别？

（1）老年性阴道炎需和特异性阴道炎鉴别。应取阴道分泌物检查以排除滴虫、霉菌等病原体。

（2）出现血性白带应与子宫恶性肿瘤鉴别。

（3）与宫颈癌、子宫内膜癌、卵巢癌、输卵管癌鉴别。妇科检查时注意子宫大小及形态、出血来源与阴道细胞学检查，必要时行宫颈或子宫内膜活组织检查等。

急性宫颈炎如何诊断？

急性宫颈炎常与急性阴道炎、急性子宫内膜炎同时存在，常见于感染性流产、产褥期感染、剖宫产后引起的宫颈损伤，人工流产术及一些宫颈手术时扩张宫颈的损伤及穿孔，以及诊断性刮宫时宫颈及宫体的损伤和阴道异物并发感染。部分患者无症状，有症状者表现为阴道分泌物增多，呈黏液脓性，分泌物的刺激可引起外阴瘙痒及灼热感，伴腰酸及下腹坠痛，也可出现经间期出血，同房后出血等，此外还常伴有部分尿路症状。主要由性传播疾病的病原体如淋病奈瑟球菌及沙眼衣原体所致。

临床上常见急性宫颈炎为黏液脓性宫颈炎（MPC），其特点是：擦去宫颈外表面分泌物后，用小棉拭子插入宫颈管内再取出，肉眼看到白色棉拭子上有黄色或黄绿色黏液脓性分泌物，将分泌物涂片做革兰染色，若光镜下平均每个高倍视野有30个以上或每个油镜视野有10个以上中性粒细胞，可诊断急性宫颈炎。对急性宫颈炎者应做淋病奈瑟菌及沙眼衣原体的检测，以明确病原体。

（1）检测淋病奈瑟菌常用的方法有：①分泌物涂片革兰染色，查找中性粒细胞内有无革兰阴性双球菌。②淋病奈瑟菌培养。③核酸检测，PCR技术检测淋病奈瑟菌的DNA片段。

（2）检测沙眼衣原体常用的方法有：①衣原体培养。②酶联免疫吸附试验检测沙眼衣原体抗原。③核酸检测。

慢性宫颈炎如何诊断？

慢性宫颈炎是子宫颈部的慢性糜烂性或增殖性炎症，多由急性宫颈炎转化而来，也可无明显急性期表现。随年龄增长，慢性宫颈炎发病率明显提高；未婚女性极少见。主要症状是白带增多，由于病原菌、炎症的范围及程度不同，白带的量、色、味也不同，可呈乳白色黏液状，有时也呈淡黄色脓性，如有息肉形成则可有血性白带或性交后出血。当炎症沿子宫骶韧带向盆腔扩散时，则出现腰、骶部疼痛，下腹坠胀或痛经等。其导致的黏液脓性白带不利于精子穿过，可致不孕。检查时，可见子宫颈呈不同程度的糜烂、息肉、裂伤、外翻、腺体囊肿、肥大等改变。

慢性宫颈炎的诊断要点如下：

（1）白带增多、黏稠，或成脓性，或带血丝。临床分为宫颈糜烂（轻度、中度、重度糜烂），以及宫颈息肉和宫颈腺滤泡囊肿，其中以宫颈糜烂最多见。

（2）阴道分泌物明显增多，或黄或红，或成脓性，气味腥臭。

（3）伴性交痛，性交后阴道出血，下腹坠痛。

（4）严重慢性宫颈炎患者有接触性出血，并导致不孕，结合阴道内窥镜的肉眼观察，即可诊断本病。

因慢性炎症的症状常为其他妇科病所掩蔽，常和阴道炎、附件炎同时发病，故多在例行妇科检查时发现。此外，要做宫颈涂片或活检，排除恶性病变。

慢性宫颈炎分为哪几类？

慢性宫颈炎分为以下几类：

（1）宫颈糜烂样改变　此种类型最多见。宫颈外口处的宫颈阴道部外观呈颗粒状的红色区称为宫颈糜烂样改变。其中部分为生理性改变，实质是宫颈管柱状上皮向外移行，并非疾病状态。

（2）宫颈息肉　即宫颈管黏膜增生形成的局部突起病灶。

（3）宫颈黏膜炎　病变局限于宫颈管黏膜及黏膜下组织，宫颈阴道部外观光滑，宫颈外口见有脓性分泌物，有时宫颈管黏膜增生向外突出，可见宫颈口充血、发红。由于宫颈管黏膜及黏膜下组织充血水肿，炎性细胞浸润和结缔组织增生可使宫颈肥大。

（4）宫颈腺囊肿　在宫颈糜烂愈合过程中，新生的鳞状上皮覆盖宫颈腺管口或伸入腺管将腺管口阻塞，腺管周围的结缔组织增生或瘢痕压迫腺管，使腺管变窄甚至阻塞，腺体分泌物引流受阻，潴留形成囊肿。检查时可见宫颈表面突出多个青白色小囊泡，内含无色胶胨状物。若囊肿感染，则外观呈白色或淡黄色小囊泡。

（5）宫颈肥大　由于慢性炎症长期刺激，宫颈组织充血、水肿，使子宫呈不同程度的肥大，可比正常大2~3倍。其表面多光滑，腺体和间质增生还可能在腺体深部有黏液潴留形成囊肿，有时可见到宫颈腺囊肿突起，最后由于纤维结缔组织的增生，可以造成宫颈硬度增加。

（6）子宫颈裂伤及外翻　子宫颈裂伤多发于分娩、流产或子宫颈扩张术，侧裂最常见。若子宫颈两侧均有裂伤，因瘢痕收缩使子宫颈前后唇的内膜向外翻出。另外，子宫颈外口松弛，宫颈内膜受阴道分泌物刺激而过度增生翻出，这是形成子宫颈外翻的又一因素。

急性盆腔炎如何诊断？

急性盆腔炎的诊断并不困难，根据病史、症状和体征，一般即可做出诊断。但有时需与子宫内膜异位症、盆腔结核、异位妊娠及卵巢肿瘤等相鉴别。

1.诊断依据

（1）近期内有流产、分娩、妇科手术或慢性盆腔炎史及月经期处理不当病史。

（2）出现寒战、高热，体温超过38.3℃，头痛、精神不振、食欲差，以及下腹疼痛、白带增多等表现。

（3）腹肌紧张，两下腹压痛及反跳痛，内诊子宫增大，有压痛、盆腔包块、脓肿，宫颈举痛或子宫压痛或附件区压痛等。

（4）宫颈或阴道异常，有黏液性脓性分泌物。阴道分泌物0.9%氯化钠溶液涂片见大量白细胞。

（5）白细胞总数及分类增高，红细胞沉降率升高，血C反应蛋白升高，实验室证实宫颈淋病奈瑟菌或衣原体阳性，子宫内膜活检组织学证实子宫内膜炎，阴道超声或核磁共振检查显示输卵管增粗，输卵管积液伴或不伴有盆腔积液，输卵管卵巢肿块，以及腹腔镜检查发现盆腔炎性疾病征象。

（6）排除了阑尾炎、异位妊娠、卵巢囊肿蒂扭转或破裂等急腹症。

2.辅助检测方法

（1）分泌物直接涂片。取样可为阴道、宫颈管分泌物，或尿道分泌物，或腹腔液（经后穹隆、腹壁，或经腹腔镜获得），做直接薄层涂片，干燥后以亚甲蓝或革兰染色。凡在多形核白细胞内见到革兰阴性双球菌者，则为淋病感染。因为宫颈管淋球菌检出率只有67%，所以涂片阴性并不能排除淋病存在，而阳性涂片是很有特异性的。沙眼衣原体的镜检可采用荧光素单克隆抗体染料，凡在荧光显微镜下观察到一片星状闪烁的荧光点即为阳性。

（2）病原体培养。标本来源同上，应立即或在30秒内将其接种于Thayer-Martin培养基上，置35℃温箱培养48小时，以糖酵解进行细菌鉴定。新的相对快速的衣原体酶测定代替了传统的衣原体的检测方法，也可用哺乳动物细胞培养进行对沙眼衣原体抗原检测。此法系酶联免疫测定。敏感性平均为89.5%，有98.4%的特异性。细菌学培养还可以得到其他需氧和厌氧菌株，并作为选择抗生素的依据。

（3）后穹隆穿刺。后穹隆穿刺是妇科急腹症最常用且有价值的诊断方法之一。通过穿刺，所得到的是腹腔内容或子宫直肠窝内容，如正常腹腔液、血液（新鲜、陈旧、凝血丝等）、脓性分泌物或脓汁，都可使诊断进一步明确，穿刺物的镜检和培养更属必要。

（4）超声波检查。主要是B型或灰阶超声扫描、摄片。这一技术对于识别来自输卵管、卵巢及肠管粘连形成的包块或脓肿有85%的准确性。但轻度或中度的盆腔炎很难在B型超声影像中显示出特征。

（5）腹腔镜检。如果不是弥漫性腹膜炎，患者一般情况尚好，腹腔镜检可以在盆腔炎或可疑盆腔炎以及其他急腹症患者施行。腹腔镜检不但可以明确诊断和鉴别诊断，还可以对盆腔炎的病变程度进行初步判定。

（6）男性伴侣的检查。这有助于女性盆腔炎的诊断。可取其男性伴侣的尿道分泌物做直接涂片染色或培养淋病双球菌，如果发现淋病双球菌，则是有力的佐证；如未发现淋球菌，但发现有较多的白细胞，也可支持存在感染的诊断。如果对所有盆腔炎患者的男性伴侣给予治疗，不论他们有无尿道炎症状，则对减少复发显然是非常有意义的。

慢性盆腔炎如何诊断？

慢性盆腔炎大多继发于急性盆腔炎，因治疗不彻底，病情迁延而致；或患者体质较差，病原菌毒力较弱，初起即为慢性，是妇科常见病。临床常见类型有：慢性输卵管炎与输卵管积水、输卵管卵巢炎及输卵管卵巢囊肿、盆腔结缔组织炎。本病病情较顽固，易反复急性发作，不易彻底治愈，严重影响妇女的身心健康，给患者造成极大痛苦。在妇科门诊，慢性盆腔炎患者日趋增多，并且发病年龄越来越年轻。慢性盆腔炎患者主要是以不孕症、宫外孕等疾病就诊时被发现的，可见很多患者对慢性盆腔炎的认识不多，也没引起足够的重视。

1.涉及范围

盆腔炎的范围主要局限于输卵管、卵巢和盆腔结缔组织。

2.常见的有以下类型

（1）输卵管炎　这是盆腔炎中最为常见的一种。输卵管黏膜与间质因炎症破坏，使输卵管增粗、纤维化而呈条索状，或进而使卵巢、输卵管与周围器官粘连，形成质硬而固定的肿块。

（2）输卵管积水与输卵管卵巢囊肿　输卵管发炎后，伞端粘连闭锁，管壁渗出浆液性液体，潴留于管腔内形成输卵管积水。输卵管积脓的脓液吸收后，也可形成输卵管积水。如果同时累及卵巢则形成输卵管卵巢囊肿。

（3）慢性盆腔结缔组织炎　炎症蔓延到宫旁结缔组织和子宫骶韧带处最多见。局部组织增厚、变硬、向外呈扇形散开直达盆壁，子宫固定不动或被牵向患侧。

3.慢性盆腔炎的诊断标准

（1）主要症状：腰骶部疼痛或下腹痛，或因长时间站立、过劳、性交，或经前期加重，重者影响工作；或有白带增多，月经紊乱、经血量多、痛经，性交不快，输卵管阻塞、不孕等。日久或有体质虚弱，精神压力大，常合并神经衰弱。

（2）妇科检查：子宫常呈后位，活动受限或粘连固定，有压痛。输卵管炎时在宫体旁可触及条索状物，有压痛。输卵管积水或输卵管卵巢囊肿，可在盆腔触到囊性肿物，活动受限，有压痛。盆腔结缔组织炎时，则子宫一侧或两侧有片状增厚，有压痛，子宫骶骨韧带增粗、变硬，有压痛。

（3）B超：两侧附件增宽、增厚，或有炎性肿物。

（4）子宫输卵管碘油造影：显示输卵管部分或完全阻塞。

根据（1）（2）两项，加（3）（4）项中的一项，即可诊断慢性盆腔炎。

4.与他病鉴别

有急性盆腔炎史以及症状和体征者，诊断多无困难，但有时患者症状较多，而无明显盆腔炎病史及阳性体征，此时对慢性盆腔炎的诊断须慎重，以免轻率作出诊断造成患者思想负担。慢性盆腔炎常需要和以下几种疾病相鉴别：

（1）子宫内膜异位症　主要表现是继发渐进性痛经，伴月经失调或不孕。若在子宫后壁、子宫骶骨韧带、后陷凹处有触痛性结节，即可诊断。此外，慢性盆腔炎久治无效者，应考虑有内膜异位症的可能。

（2）盆腔淤血综合征　表现为腰骶骨部疼痛及小腹坠痛，向下肢放射，久站及劳累后加重。检查宫颈呈紫蓝色，但子宫及附件无异常，症状与体征不符。通过盆腔静脉造影可以确诊。

（3）卵巢肿瘤　卵巢恶性肿瘤亦可表现为盆腔包块，与周围粘连，不活动，有压痛，与炎性包块易混淆。但其一般健康情况较差，病情发展迅速，疼痛为持续性，与月经周期无关。B超检查有助于诊断。

如何诊断急性子宫内膜炎和子宫体炎？

急性子宫内膜炎是指子宫体的内膜发炎，多由于产时感染、流产、宫腔内手术、坏死的内膜息肉、黏膜下子宫肌瘤等引起。子宫体炎与子宫内膜炎临床表现相同，是子宫内膜炎病变的进一步发展。因此，无子宫内膜炎的单纯子宫体炎几乎是不存在的。子宫体炎一般疗程稍长，病理检查可见炎症侵及子宫体。

1.急性子宫内膜炎参考诊断标准

（1）临床表现：急性子宫内膜炎和子宫肌炎的患者，一般症状都比较轻微，常常被忽略，可有低热，体温在37℃以上，很少超过38℃。阴道有持续少量流血，分泌物量多，呈脓性或淡血性，如为厌氧菌的混合感染，则有臭味。腹痛症状多不明显。炎症累及子宫肌层时，各种症状加重，可有突然下腹疼痛，明显持续的下腹疼痛可向双侧大腿放射，白带增多，伴发热（体温为38~40℃），脉搏增快（120~140次/分）。妇科检查，子宫颈口有大量脓、血性分泌物外溢，子宫颈举痛，子宫体稍大。如发生在产后或流产后则有恶露长期不净。治疗不及时炎症可发展为附件炎、结缔组织炎，甚至败血症。

（2）实验室检查：周围血白细胞升高，总数在10.0×10^9/L以上，中性粒细胞超过0.80，宫颈分泌物培养有致病菌生长。

（3）病理学检查：子宫内膜充血、水肿，有炎性渗出物，严重者内膜坏死，脱落形成溃疡，镜下见大量白细胞浸润，镜检符合急性子宫内膜炎改变，炎症向深部侵入形成子宫肌炎。

2.需要和急性子宫颈炎相鉴别

急性子宫颈炎亦表现为白带增多、脓性白带，但以宫颈局部充血、水肿并有触痛为其特征；急性子宫颈炎多与急性子宫内膜炎、急性阴道炎同时发生，此种情况多为同一致病菌感染、浸润、扩散所致。

慢性子宫内膜炎如何诊断？

慢性子宫内膜炎主要是由急性子宫内膜炎治疗不当或致病菌对药物不敏感所致。临床上较为少见，常有子宫内的分泌物经过子宫口流出体外，而症状不甚明显，仅有少部分患者因防御机制受损，或病原体作用时间过长，或对急性炎症治疗不彻底而形成。

1.诊断依据

（1）盆腔区域疼痛。约有40%患者主诉在月经间歇期间有下腹坠胀痛、腰骶部酸痛。

（2）白带增多。由于内膜腺体分泌增加所致。一般为稀薄水样，淡黄色，有时为血性白带。

（3）月经过多。经期仍规则，但经量倍增，流血期亦显著延长。仅有极少数患者由于大量流血而引起贫血，可能由于内膜增厚及炎症充血所致。不规则出血者不多见，有时偶可出血数小时或持续1~2天即停止。

（4）痛经。较多发生于未产妇，但严重痛经者极少，可能由于内膜过度增厚，阻碍组织正常退变坏死，刺激子宫过度痉挛性收缩所致。

（5）体征：轻度炎症时，双合诊可无异常发现。当子宫积脓时，查子宫呈球形增大，柔软并有压痛；窥阴器检查可见宫颈排出血性脓液，奇臭。

（6）病理检查

①标本大体肉眼观察：子宫内膜肿胀、苍白。

②镜下检查：内膜间质内有很多浆细胞及淋巴细胞浸润。值得指出的是，较多的浆细胞出现对诊断极为重要。炎症时间较久者可见成纤维细胞及毛细血管增生。

临床表现并无特殊，但如结合感染病史、白带与月经量增多、盆腔区域隐痛及痛经这四大症状，对诊断有很大价值。诊断性刮宫可确定发病原因及排除恶性病变。

2.与他病鉴别

慢性子宫内膜炎需要与以下疾病相鉴别：

（1）子宫内膜结核　子宫内膜结核有下腹坠痛、白带增多、月经量多等类似慢性子宫内膜炎的症状；但前者在活动期可有低热、盗汗、乏力等症，晚期可出现月经稀少甚至闭经，大多丧失生育能力。临床上可通过诊断性刮宫或子宫输卵管造影协助诊断。

（2）子宫内膜息肉　子宫内膜息肉以月经过多、经期延长为特点，发生感染或坏死时，可有不规则出血、脓性白带等。诊断有困难时，可通过诊断性刮宫、宫腔镜检查或取活检协助诊断。

（3）子宫内膜癌　子宫内膜癌以黄水样或血样白带为特点，感染时可有不规则出血及脓性白带，晚期可出现疼痛、贫血、消瘦、恶病质等。临床可采用分段诊断性刮宫的方法，进行病理学诊断，还可通过子宫镜检查的方法明确诊断。

急性输卵管卵巢炎如何诊断？

急性输卵管卵巢炎常有一定病因存在，如月经期卫生与性生活情况，故病史很重要，很多误诊常常是由于忽略了仔细询问病史。卵巢很少单独发炎，但可与发炎的输卵管伞端粘连而发生卵巢周围炎，又称输卵管卵巢炎、附件炎。炎症可通过卵巢排卵的破孔侵入卵巢实质形成卵巢脓肿，脓肿壁与输卵管积脓粘连并穿通，形成输卵管卵巢脓肿（TOA）。TOA可为一侧或两侧病变，约半数是在可识别的急性盆腔炎性疾病初次发病后形成，另一部分是屡次急性发作或重复感染而形成。输卵管卵巢炎多发生于生育期年龄，以25~35岁女性发病率最高，青春期前后少女及围绝经期女性很少见。

1.诊断依据

（1）主要症状：下腹痛及发热是本病的典型症状。患者可先有发热然后感下腹痛，也可能两种症状同时发生。发热前可有寒战。一般在感染后2周内发病，先有全身乏力、食欲不振等全身症状，发病即出现高热，多为39~40℃，脉速为110~120次/分，可能有恶寒或寒战，两侧下腹部剧痛，大便时加重。有时并有小便疼痛、腹胀、便秘等，常有脓性白带。个别患者下腹痛可能较轻，因而不被患者注意。

（2）体征：急性病容，颜面潮红，腹部特别是下腹部压痛明显，拒按，腹肌强直，反跳痛明显，并有鼓胀。

（3）妇科检查：阴道有脓性分泌物或为血性，宫颈多有程度不等的红肿。如为淋菌感染则在前庭大腺腺管外口、尿道口及宫颈外口处均可见到或挤压出脓液。双合诊时移动宫颈有剧痛。由于患者怕痛及腹壁紧张，往往不易查清盆腔内情况。如可扪清子宫，则一般子宫较固定，正常大或稍增大，有剧烈触痛。两侧附件区普遍触痛，一般不易摸清附件肿块。急性输卵管卵巢炎患者有时可伴发肝周围炎综合征，表现为右上腹或右下胸部痛，颇似胆囊炎或右侧胸膜炎的症状。淋菌或沙眼衣原体感染均有可能引起此种情况，而以后者更为可能。此症常被误诊为急性胆囊炎。

（4）当形成输卵管卵巢脓肿时，虽接受积极治疗，体温仍高，呈弛张热或稽留热，脉细速，腹膜刺激症状更为明显，且常有直肠压迫及疼痛感觉。妇科检查子宫及附件已触痛明显，在盆腔一侧或两侧可触到张力大而稍带囊感的疼痛包块。如脓肿位于子宫直肠窝，则阴道检查可感后穹隆饱满突出，肛诊时感觉更明显。

（5）输卵管卵巢脓肿向腹腔穿孔破裂时，患者突然感到剧烈疼痛，并持续加剧，可有恶心、呕吐、寒战。随后患者出现面色苍白，血压下降，脉搏微速，出冷汗等临床休克状态。检查腹部有弥漫性压痛、明显反跳痛及腹肌强直。腹式呼吸消失，并有腹胀、肠麻痹等症状，需紧急处理。如脓肿向直肠或阴道后穹隆穿破，则可由肛门或阴道排出多量脓液，此后病情即有明显好转。

（6）急性输卵管炎时，后穹隆穿刺测定腹水同种淀粉酶值/血清同种淀粉酶值的商<1.5，腹水中白细胞计数明显增高；急性输卵管炎时，周围血白细胞总数及中性粒细胞均明显增高，血沉亦增快；肉芽肿性输卵管炎时，周围血白细胞总数可正常，而淋巴细胞增多。

白细胞分类计数及血沉对诊断有一定帮助。白细胞总数在（20-25）× 10^9/L，中性粒细胞在0.8~0.85以上且有毒性颗粒，提示有脓肿存在。如白细胞总数在（10~15）× 10^9/L，可能尚无脓肿，应反复检查数次，一次检查有时不够准确。血沉超过20~30mm/h，亦常有脓肿形成的线索。但仍宜结合临床表现及局部检查，综合分析判断。某些生殖器官的黏膜，如输卵管及宫颈管黏膜等可产生一种有别于胰腺所产生的淀粉酶，此种生殖淀粉酶与唾液淀粉酶不易区别。现已发现在子宫直肠陷凹处的腹水中，存在此种非胰腺产生的淀粉酶，包括生殖与唾液淀粉酶，称为同种淀粉酶，其正常值为300U/L。当输卵管黏膜受炎症损害时，则腹水中的同种淀粉酶的含量即明显降低，降低程度与炎症的严重程度成正比，可降至40U/L左右，但患者的血清同种淀粉酶值仍维持在140U/L左右。故对可疑急性输卵管炎患者，可行阴道后穹隆处穿刺取少许腹水以测定同种淀粉酶值，同时取患者血以测定酶值。凡腹水同种淀粉酶值/血清同种淀粉酶的商少于1.5者，大多数均被手术证明为急性输卵管炎患者。此项检查已被认为是对急性输卵管炎较可靠的辅助诊断方法。

2.与他病鉴别

急性输卵管卵巢炎临床表现为急腹症，应与急性阑尾炎、输卵管妊娠破裂、卵巢囊瘤蒂扭转及急性肾盂肾炎相鉴别。

（1）与急性阑尾炎鉴别　右侧病灶较为严重的输卵管卵巢炎易与急性阑尾炎相混淆。但急性阑尾炎腹痛开始于脐周围，数小时或稍长时间后即局限于马氏点；而急性输卵管卵巢炎开始即局限于下腹部两侧。急性阑尾炎常伴有恶心、呕吐症状，而输卵管卵巢炎可有可无。急性阑尾炎仅有轻度发热，而白细胞增高较为明显。检查时阑尾炎压痛点在马氏点，而输卵管炎压痛处较低且为双侧。阑尾穿孔伴发腹膜炎时鉴别较困难，这时腹痛、触痛、腹肌紧张均累及整个下腹部，极似输卵管卵巢炎。盆腔检查虽可有触痛及抵抗感，但其剧烈程度似不及急性输卵管卵巢炎，后者有时还可触到附件肿大或附件脓肿。但有时阑尾炎波及同侧子宫附件或阑尾穿孔后形成盆腔脓肿，则不易鉴别，需要剖腹探查。

（2）与急性肾盂肾炎鉴别　肾脏虽位于骨盆之上，但严重的急性肾盂肾炎，有时症状极似急性附件炎。肾盂肾炎疼痛主要在上腹部，但可波及满腹，肾区肋椎角有显著触痛及叩击痛，同时可有高热；但患者痛苦情况不如附件炎及阑尾炎严重。小便（中段尿或导尿标本）检查有脓细胞、红细胞。

（3）与输卵管妊娠流产或破裂及卵巢囊瘤蒂扭转的鉴别　输卵管妊娠流产或破裂，尿HCG为阳性。卵巢囊肿扭转既往有囊肿存在，在体位改变时突然出现急腹痛。

慢性输卵管卵巢炎如何诊断?

1.根据以下症状和体征可作出诊断

（1）腹痛　下腹有不同程度疼痛，多为隐性不适感，腰背部及骶部酸痛、发胀，有下坠感，常因劳累而加剧。由于盆腔粘连，可能有膀胱、直肠充盈痛或排空痛，或其他膀胱直肠刺激症状，如尿频、里急后重等。

（2）月经不调　以月经过频、月经量过多为最常见，可能是盆腔充血及卵巢功能障碍的结果。由于慢性炎症导致子宫纤维化、子宫复旧不全或粘连所致的子宫位置异常等，均可引起月经过多。

（3）不孕症　输卵管本身受到病损的侵害，形成阻塞而致不孕，以继发不孕较为多见。

（4）痛经　因盆腔充血而致淤血性痛经，多半在月经前1周开始即有腹痛，越临近经期越重，直到月经来潮。

（5）其他　如白带增多、性交疼痛、胃肠道障碍、乏力、劳动受影响或不耐久劳、精神神经症状及精神抑郁等。

（6）体征

①腹部检查：除两侧下腹部可有轻度触痛外，很少有其他阳性发现。

②妇科检查：子宫颈多有糜烂、外翻，有黏液脓性白带。子宫常后倾或后屈，活动度较正常为差，一般移动宫颈或宫体有疼痛感，轻症仅在双侧附件处触得增厚条索状输卵管；重者则可在盆腔两侧或子宫后侧方扪到大小不等、不规则和固定的包块，多有压痛。壁厚实而粘连，严重的囊性肿块多为脓肿；壁薄、张力大而稍能活动者，多为输卵管积水。

2.与他病鉴别

慢性输卵管卵巢炎需要与以下几种疾病相鉴别。

（1）与陈旧性宫外孕鉴别　两者病史不同，陈旧性宫外孕常有月经短期延迟，突然下腹部疼痛，伴有恶心、头晕甚至晕厥等内出血症状，可自行减轻，甚至恢复正常生活，以后又有反复多次突发性腹痛，发作后时有隐痛及下坠感。自觉下腹部有包块，阴道有持续少量流血等，都与慢性附件炎有别。双合诊：包块多偏于一侧，质实而有弹性，形状极不规则，压痛较炎症轻，可通过后穹隆穿刺吸出陈旧性血液或小血块而确诊。

（2）与子宫内膜异位症鉴别　有时很难鉴别，因共有痛经、月经多、性交痛、排便痛、不孕及盆腔包块、粘连等体征而易混淆。仔细询问病史，子宫内膜异位症之痛经为渐进性，愈来愈剧烈，经前开始，经期剧烈并持续至经后数日，多为原发不孕，无白带增多及炎症病史。双合诊附件增厚，与后倾子宫的后壁粘连，如子宫骶韧带出现触痛性结节则易诊断，慢性输卵管卵巢炎常缺乏这一体征，可通过子宫输卵管造影或腹腔镜检查，以得出正确诊断。

盆腔脓肿如何诊断？

盆腔处于腹腔最低部位，腹腔内炎症渗出物或脓液易流入其间，而形成盆腔脓肿。输卵管积脓、卵巢积脓、输卵管卵巢脓肿以及由急性盆腔腹膜炎与急性盆腔结缔组织炎所致的脓肿均属盆腔脓肿的范畴。

盆腔脓肿的临床表现有以下几项：①急性腹膜炎经治疗体温又复升高，脉快。②下腹部坠胀不适或钝痛，大便次数增多，黏液便及里急后重等直肠刺激症状。③可有尿频、尿急、尿痛等膀胱刺激症状。④下腹有压痛，直肠指检括约肌松弛，直肠前壁饱满，有触痛，有波动感。

如是盆腔炎性包块或脓肿，可通过后穹隆穿刺抽脓，有助于诊断。腹部B超或直肠B超检查可帮助明确脓肿的诊断、脓肿的大小及位置等。必要时做CT扫查，帮助进一步明确诊断。诊断依据如下：①腹膜炎经治疗后症状一度好转又出现发热，下腹坠胀钝痛及直肠刺激症状。②白细胞总数及中性粒细胞增高。③B超及CT提示盆腔有脓腔存在。④直肠前壁（已婚者经后穹隆）穿刺抽到脓液。

盆腔结缔组织炎如何诊断？

根据发病的缓急不同，盆腔结缔组织炎有急性和慢性之分。其症状和体征如下。

（1）急性：一般是在被感染后的1周至半个月时间内出现症状。开始有发热、畏寒、下腹部疼痛呈持续性，疼痛剧烈，触压之痛感更甚，还伴有腰部酸痛、下坠。发病后持续发高热，伴之寒战。炎症迁延到盆腔、腹膜时，疼痛可放射至臀部及大腿。妇科检查可发现子宫周围组织，尤其是子宫前方组织水肿，增厚严重并有压痛感，活动受限，下腹部有压痛、反跳痛且有腹部肌肉紧张。如果患者病起于子宫全切除手术之后，可以发现阴道断端处有脓性或脓血性渗出物，阴道周围已感染。若已形成脓肿，则可于子宫侧方、后方扪及包块，有压痛。血常规检查：白细胞及中性粒细胞显著增高；血沉增快。

（2）慢性：患慢性盆腔结缔组织炎时，如果病情较轻，患者可以无明显不适，常见的症状为下腹部时有隐痛或胀痛，性交痛。由于可能并发骶髂关节炎，患者可有腰骶部酸痛。妇科检查：宫骶韧带增厚，有触痛，子宫可以偏向盆腔左侧或右侧，活动受限；一侧或双侧宫旁组织增厚，有压痛。病情严重时，由于纤维组织增生，使盆腔结缔组织变硬，子宫可以完全固定不动。

盆腔结缔组织炎的诊断应根据发热、腹痛的症状，再结合妇科检查（盆腔坚硬、压痛明显，急性者宫体触及不清，慢性者可触及炎性包块，子宫明显移位、固定，形成冰冻骨盆等体征）来确诊。实验室检查白细胞总数增加，中性粒细胞增多，血沉加快。

如何诊断生殖器结核？

本病多发生于20~40岁的性成熟期妇女，但近年来结核发病年龄有推迟趋势，即使绝经后妇女亦有患结核可能。结核病史对本病的诊断十分重要。生殖器结核常继发于全身其他部位的结核，如肺结核、肠结核等。此外，约20%的生殖器结核患者有结核病家族史。因此，应详细询问患者有无结核接触史和自身其他器官结核史，特别是对亲属中有结核病史者更应提高警惕。

生殖器结核是由结核分枝杆菌引起的女性生殖器炎症，多数患者缺乏明显的症状，阳性体征不多，故诊断时易被忽略。为提高确诊率，应详细询问病史，患者有原发不孕，月经稀少，或闭经，未婚女青年有低热、盗汗，以及盆腔炎性疾病或腹水时，既往有结核病接触史或本人曾患肺结核、胸膜炎肠结核时，均应考虑有生殖器结核的可能。女性生殖器结核的症状表现差别很大，有些人症状很轻或无明显症状，有些人症状严重。一般可有以下几种表现：

（1）月经失调。早期可见月经过多或不规则出血；病程长者可有月经稀少或闭经。

（2）不孕。由于输卵管黏膜遭到破坏与粘连，或黏膜纤毛被破坏，使管腔阻塞或输卵管蠕动受限，导致不孕。

（3）下腹坠痛。这是由盆腔的炎症和粘连，或形成结核性输卵管卵巢脓肿引起的。

（4）白带增多。当合并子宫颈结核时症状明显，白带可呈脓性或血性。

（5）全身症状：①发热，一般为低热，个别患者可达39℃以上，月经期明显。如每次月经期均有发热，是生殖器结核特有症状。②一般症状，有盗汗、疲劳、消瘦、食欲减退等。如有腹水时，可感腹胀。

（6）体征：体格检查可因病变程度、范围不同而有较大差异。较轻者可无阳性体征；病情较重者，子宫多因粘连而固定，往往发育较差，两侧附件增厚、可触及条索状或不规则包块；外阴、阴道和宫颈结核局部可见表浅溃疡或乳头样增生。合并腹膜结核时，触诊腹部多有柔韧感或腹水征阳性。

常用的辅助检查对诊断有很大的帮助。例如：

（1）组织病理学检查：是诊断生殖器结核，尤其是子宫内膜结核的可靠方法。生殖器结核以输卵管结核最常见，而输卵管结核有半数以上累及子宫内膜，因此对怀疑有生殖器结核的患者均应行诊断性刮宫术。病理切片找到典型结核结节即可确诊，但阴性结果并不能完全排除结核的可能，必要时应重复刮宫2~3次。如患者宫腔小且组织坚硬，未能刮出内膜组织，结合病史及临床症状亦应考虑子宫内膜结核，并行进一步检查。其他部位如外阴、阴道、宫颈的病变可直接做活检送病理检查，以明确诊断。

（2）影像学检查：胸腹部X线摄片作为常规检查，以利于发现肺部原发病灶。10%~50%患者有肺结核的表现，但有活动性肺结核者很少见。必要时可做消化系统或泌尿系统X线检查来寻找原发病灶。盆腔X线摄片如发现盆腔孤立钙化灶，提示曾存在盆腔淋巴结核病灶。子宫输卵管碘油造影是诊断生殖器结核的较常用方法，一般于月经干净后3~7日内进行。可显示如下特征：①子宫腔呈不同程度的狭窄或畸形，边缘呈锯齿状；②输卵管管腔多处狭窄如串珠样，或管腔细小而僵直；③在相当于盆腔输卵管、卵巢、淋巴结的部位有钙化灶；④若造影剂进入子宫一侧或两侧静脉丛，应考虑有子宫内膜结核的可能。虽然子宫输卵管碘油造影对生殖器结核的诊断意义较大，但该操作有可能将输卵管管腔中的干酪样物质或结核菌带入腹腔，因此造影前后应使用抗结核药物，结核活动期应避免该项检查。超声检查可探及盆腔包块，界限不清，包块内反射不均匀，有时可见高密度钙化反射。有结核性渗液时，可见盆腔积液或腹水征象。临床上有时易将生殖器结核误诊为卵巢肿瘤或炎性包块。CT、MRI可发现双侧输卵管积水，内膜增厚，盆腔包块内可有肠曲或包裹的输卵管卵巢组织，但由于特异性差，临床较少采用。

（3）腹腔镜：腹腔镜技术是诊断生殖器结核直观、简捷、准确的方法。腹腔镜下生殖器结核病变的特点有：①输卵管肿胀、硬化、迂曲、僵直，表面呈粟粒样结节，可与卵巢及周围组织粘连；②以输卵管为中心形成盆腔广泛粘连；③干酪样坏死等结核特异性病理产物。值得注意的是极少数镜下未见盆腔上述结核性改变，但子宫内膜活检为阳性，考虑可能是经淋巴或血循环传播。

腹腔镜诊断的价值在于：①可取腹腔积液做结核菌培养，或在病变处做活检送病理检查，避免开腹手术；②直接观察盆腔情况，在病理阳性诊断率仅50%左右的情况下，腹腔镜可不依赖病理，根据镜检结果作出诊断；③可作出早期诊断，利于早期治疗。然而，尽管腹腔镜有上述诸多优点，但由于结核常致盆腔器官粘连，因此腹腔镜的应用受到一定限制。

（4）宫腔镜：宫腔镜检查对子宫内膜结核的诊断有特殊意义。宫腔镜下典型的子宫内膜结核病变特点为：早期可见子宫角部表浅的黄色溃疡，后期子宫内膜可出现干酪样病变、纤维化及钙化，输卵管子宫口可因病变引起炎性粘连、闭塞、消失。同时取组织做病理检查可提高阳性诊断率。

（5）病原体检查：可取月经血、腹水或刮出的子宫内膜组织（含两侧宫角部位的取材）做结核菌检查，采用方法有：①涂片进行抗酸染色寻找结核杆菌。②结核杆菌培养，阳性率约50%，但此法要求一定的技术条件，且需6~8周时间，因此目前临床上已较少使用。③对培养阴性者，可采用聚合酶链反应（PCR）或连接酶链反应（LCR）检测结核菌DNA，是一种简便、快捷的诊断方法，敏感性可达90%以上，且结果不受抗结核治疗的影响，但有时存在假阳性结果。④动物接种法耗时长，操作复杂，现临床已很少应用。

（6）结核菌素试验：结核菌素试验若为阴性，一般认为未曾有过结核菌感染；若为阳性，提示体内曾有过结核菌感染；若为强阳性，提示目前仍有活动性病灶，但不能明确病变部位。

（7）其他检查：血常规检查显示白细胞计数不高，其中淋巴细胞比例可增高，与化脓性盆腔炎不同；结核活动期血沉增快，且与结核病变活动程度呈正相关；生殖器结核患者血清CA125升高可作为参考指标，但缺乏特异性。近年来大量研究表明，血清特异性标志物在结核病诊断中有一定价值，研究较多的有血清结核抗体和特异性循环免疫复合物（SCIC）、白细胞介素–2、γ–干扰素腺苷脱氨酶等，这些标志物具有一定的敏感性和特异性，有望在生殖器结核诊断中发挥作用。

治疗篇

◆ 白带异常该怎么办?

◆ 非特异性外阴炎该如何治疗,注意事项有哪些?

◆ 前庭大腺脓肿如何治疗,注意事项有哪些?

◆ 外阴阴道假丝酵母菌病怎么治疗?

◆ 外阴阴道假丝酵母菌病治疗中的注意事项有哪些?

◆ ……

白带异常该怎么办？

在正常情况下，阴道和外阴经常有少量分泌物以保持湿润，称为白带。白带是由阴道黏膜渗出物、宫颈腺体及子宫内膜分泌物组成，且含阴道上皮脱落细胞、白细胞。正常白带呈白色、无气味，其量、质与身体生理状况变化有关。如分泌量增多或性状异常，则称为病理性白带、白带异常。发现白带异常现象的女性不要太紧张，切忌进行自我诊断或盲目选择治疗方法，如随意地用药液洗或药物塞阴道。只凭简单的外观判断是无法明确诊断的，要及时去医院做常规检查，根据病情配合医师的治疗，坚持定期复诊，争取彻底治愈，防止疾病的进一步发展。

非特异性外阴炎该如何治疗，注意事项有哪些？

非特异性外阴炎的治疗包括：病因治疗和局部治疗，具体如下：

（1）病因治疗：积极寻找病因，若发现糖尿病应及时治疗糖尿病，若有尿瘘、粪瘘应及时行修补术。如阴道或宫颈发炎，把这些部位的炎症治愈，非特异性外阴炎可随之而愈。

（2）局部治疗：可用0.1%聚维酮碘或1：5000高锰酸钾液坐浴，每日2次，每次15~30分钟，一般在大小便后进行坐浴。坐浴后涂具有抗菌抗炎作用的药物如抗生素软膏或紫草油。此外，可通过中医辨证论治，根据不同的证型应用不同的方剂，如选用中药苦参、蛇床子、白癣皮、土茯苓、黄柏各15g，川椒6g，水煎熏洗外阴部，每日1~2次。急性期还可选用红外线等局部物理治疗。

治疗非特异性外阴炎，应保持外阴部的清洁、干燥，避免搔抓。停止使用擦洗外阴的药物，不穿化纤的内裤。急性期应注意休息，禁止性生活。避免进食辛辣食品或吸烟、饮酒。必要时可选用消炎及止痒药物，如磺胺嘧啶、长效磺胺等。

前庭大腺脓肿如何治疗，注意事项有哪些？

前庭大腺脓肿主要是由于葡萄球菌、大肠埃希菌、链球菌及肠球菌感染所致。全身治疗可选用抗生素，局部治疗可冷敷或坐浴，脓肿可切开引流并作造口术。造口术方法简单，损伤小，术后还能保留腺体功能。急性期应卧床休息；软食，注意营养；局部引流换药注意清洁；穿棉质内裤及宽松透气裤子。

外阴阴道假丝酵母菌病怎么治疗？

这是由假丝酵母菌（俗称念珠菌）引起的一种常见外阴阴道炎。

1.治疗原则

（1）积极去除诱因。

（2）规范化应用抗真菌药物。首次发作是规范治疗的关键时期。

（3）性伴侣无须常规治疗。但复发性外阴阴道假丝酵母菌病患者的性伴侣应同时检查，必要时给予治疗。

（4）不主张阴道冲洗。

（5）急性发作期间避免性生活。

（6）同时治疗其他性传播疾病。

（7）强调治疗的个体化。

（8）长期口服抗真菌药物应注意监测肝肾功能及其他有关毒副作用。

2.具体治疗方案

（1）消除诱因。若有糖尿病应给予积极治疗；及时停用广谱抗生素、雌激素及皮质类固醇激素。

（2）单纯念珠菌病首选阴道局部用药，重度念珠菌病首选全身用药辅助局部用药。先用2%苏打水清洗，然后用一些栓剂纳阴，如克霉唑栓剂、制霉菌素栓剂、凯妮丁、达克宁等，每天1次，两周为1个疗程，可重复2~3个疗程，大多数患者可一次治愈，效果非常好。

（3）此病易复发，对复发难治和复发性的念珠菌病，应根据药敏试验结果选择药物。在强化治疗达到治愈后还需要治疗半年，此时需要在有经验的医生指导下治疗。

（4）孕期需要权衡利弊，必要时选择对胎儿无害的药物，且以局部治疗为主。

（5）也可中医辨证施治。生殖器念珠菌病是以阴痒、白带增多为主要特征的一种疾病，故中医又称本病为带下病、阴痒病，临床上常根据白带的量、色、气味及全身状况予以辨证施治，一般分为湿毒蕴结和肝肾不足两型论治。

3.必须重视治疗后的随访，治疗结束1~2周或下次月经后随访，两次阴道分泌物检查阴性为治愈。对于复发或难治病例，治疗结束后1~2周、1个月、3个月及6个月各随访一次。

外阴阴道假丝酵母菌病治疗中的注意事项有哪些？

要严格按医师要求治疗，治疗后要按时复查。要注意外阴的清洁、通风干燥，尽量穿宽松通气的衣服。勤换内裤，用过的内裤、盆及毛巾均应用开水烫洗。内裤要和袜子分开洗涤，经常要在太阳下晒。急性期禁性生活。下身用具要和家人分开，以防交叉感染。

滴虫性阴道炎怎么治疗？

治疗滴虫性阴道炎主要选用硝基咪唑类药物，由于滴虫性阴道炎常伴有其他部位滴虫感染，故治疗首选全身用药，对不能耐受口服药物治疗或其他原因不适合全身用药时，可选择局部治疗，但疗效低于全身用药。

（1）全身用药：初次治疗首选甲硝唑2g，单次口服；或替硝锉2g单次口服。也可选用甲硝唑400mg，每日2次，连服7日。

（2）局部用药：每天用0.5%醋酸或1%乳酸冲洗阴道一次，然后塞药，甲哨唑（灭滴灵）栓1枚，每天1次，连用7~10天，可用两到三个疗程直至检查阴性。

（3）性伴侣的治疗：同全身用药。

（4）随访：治疗后无症状者无须随诊，有症状者需进行随诊。部分滴虫阴道炎治疗后可发生再次感染或于月经后复发，治疗后需随访至症状消失。对症状持续存在者，治疗后7日复诊。对初次治疗失败患者增加药物剂量及疗程仍有效。初次治疗失败者可重复应用甲硝唑400mg，每日2~3次，连服7日。若治疗仍失败，给予甲硝唑2g，每日1次，连服3~5日。

（5）妊娠期滴虫阴道炎的治疗：妊娠期滴虫阴道炎可导致胎膜早破、早产及低出生体重儿。但甲硝唑治疗能否改善以上并发症尚无定论。妊娠期治疗可以减轻症状，减少传播，防止新生儿呼吸道和生殖道感染。美国疾病控制中心建议妊娠期患者可用甲硝唑2g，单次口服，中华医学会妇产科感染协作组则建议甲硝唑400mg口服，每日2次，共7日，但用药前最好取得患者知情同意。

滴虫性阴道炎治疗中的注意事项有哪些？

治疗滴虫性阴道炎中的注意事项有：

（1）严禁去公共场所洗澡或游泳。公共场所（浴池或游泳池）可能会有一些不洁细菌，这会使健康人感染此病。已患此症的患者也不要去公共场所洗澡或游泳，以免加重症状或将病菌传染给他人。

（2）注意卫生。每日清洗外阴，勤换内裤。内裤、毛巾用后煮沸消毒，浴盆可用1%乳酸擦洗。最好每天用0.5%醋酸或1%乳酸冲洗阴道1次，然后塞药。

（3）切勿抓痒。有外阴瘙痒等症状时，可用中药外阴洗剂坐浴，切勿抓痒，以免外阴皮肤黏膜破损，继发感染。

（4）停止性生活。治疗期间应停止性生活，性伴侣应同时进行治疗。

（5）用甲硝唑治疗及停药24小时内，用替硝唑72小时内禁饮酒。忌辛辣食物。

妊娠期和哺乳期滴虫性阴道炎如何治疗？

尽管滴虫阴道炎与孕妇发生早产、胎膜早破及分娩低出生体重儿存在相关性，但尚没有足够的研究结果表明对其进行治疗可降低上述并发症的发生。对孕妇滴虫阴道炎进行治疗，可缓解阴道分泌物增多症状，防止新生儿呼吸道和生殖道感染，阻止阴道毛滴虫的进一步传播，但临床中应权衡利弊，知情选择。妊娠期滴虫阴道炎的治疗可选择甲硝唑（美国FDA认证的B级药物，需患者知情选择）400mg，口服，每日2次，共7天。

服用甲硝唑者，服药后12~24小时内避免哺乳，以减少甲硝唑对婴儿的影响；服用替硝唑者，服药后3天内避免哺乳。

细菌性阴道病怎么治疗？

称细菌性是因阴道内有大量不同的细菌，称阴道病是因临床及病理特征无炎症改变，并非阴道炎。

治疗指证：有症状的患者，妇产科手术前及无症状的孕妇。

首选治疗方案：甲哨唑400mg，每日2次，连服7日；或甲硝唑阴道栓，每天1次，连用5~7天；或克林霉素软膏，阴道上药，每次5g，每晚1次，连用7日。

替代治疗方案：克林霉素300mg，每日2次，连服7日。

药物治疗同时可选用乳酸杆菌疗法与乳酸杆菌制剂。

妊娠期和哺乳期细菌性阴道病如何治疗？

妊娠期患细菌性阴道病，与不良妊娠结局有关。对任何有症状的孕妇和无症状的早产高危孕妇（有胎膜早破、早产史）均需做细菌性阴道病的筛查与治疗，鉴于本病常合并上生殖道感染，故首先全身用药。

1.治疗方案

（1）妊娠期　首选方案：甲硝唑400mg，口服，每日2次，共7天。替换方案：克林霉素300mg，口服，每日2次，共7天。妊娠期应用甲硝唑需执行知情选择原则。

（2）哺乳期　局部用药，尽量避免全身用药。

2.妊娠期细菌性阴道病的筛查与随访

无须对无症状孕妇进行细菌性阴道病筛查。接受治疗的患者治疗结束后要随访疗效。

细菌性阴道病治疗中的注意事项有哪些？

（1）阴部瘙痒时，勿用力抓搔，勿用热水烫洗，以免烫伤。可用洁尔阴每晚清洗阴部，忌食辛辣厚味，以免化湿生热，忌嗜烟酒。

（2）丈夫或性伴侣也很可能染上该病，但对性伴侣给予治疗并不能改善治疗效果及降低其复发，因此性伴侣不需常规治疗。

（3）一定要完成医师规定的治疗疗程。

（4）治疗期间保持外阴清洁，禁止性交。

（5）一定要对毛巾和内裤进行充分消毒，煮沸15分钟，并要放在阳光下晒干，平常也应放在通风、干燥的地方。

（6）坚持每天换内裤，而且最好穿宽松、棉质的，以保持阴道透气、干燥。

老年性阴道炎如何治疗？

老年性阴道炎的治疗方法有：

（1）抑制细菌生长。用1%乳酸或0.5%醋酸液冲洗阴道，每天一次，增加阴道酸度，抑制细菌生长繁殖。阴道冲洗后，应用抗生素如甲硝唑

200mg或诺氟沙星100mg，放于阴道深部，每天1次，7~10天为1个疗程。

（2）增加阴道抵抗力。针对病因给予雌激素制剂，可局部给药，也可全身给药。局部用药如：己烯雌酚0.125~0.25mg，每晚放入阴道深部，7天为1个疗程；或0.5%己烯雌酚软膏；或妊马雌酮软膏局部涂抹，每天2次。全身用药可口服尼尔雌醇，首次4mg，以后每2~4周1次，每次2mg，维持2~3个月。对同时需要性激素替代治疗的患者，可每日给予妊马雌酮0.625mg和甲羟孕酮2mg。乳癌或子宫内膜癌患者禁用雌激素制剂。

急性宫颈炎如何治疗？

急性宫颈炎的治疗主要是应用抗生素治疗，可根据不同的情况采用经验性的抗生素治疗或针对病原体的抗生素治疗。

1.经验性抗生素治疗

对有性传播疾病高危因素的患者（年龄小于25岁、多个性伴侣或新的性伴侣，并且为无保护性性生活），在未获得病原体检测结果前，采用针对衣原体的抗生素治疗，阿奇霉素1个单次顿服，或多西环素100mg，每天2次，连用7天。

2.针对病原体的抗生素治疗

（1）单纯急性淋病奈瑟菌性宫颈炎　常用药物有：①头孢霉素，如头孢曲松钠250mg单次肌肉注射；头孢克肟400mg单次口服，或500mg单次肌肉注射。②氨基糖甙类，如大观霉素4g单次肌肉注射。

（2）沙眼衣原体感染所致的宫颈炎　常用药物有：①四环素类，如多西环素100mg，每日2次，连用7天。②红霉素类，如阿奇霉素1g，单次顿服，或红霉素500mg，每日4次，连用7天。③喹诺酮类，如氧氟沙星300mg，每日2次，连用7天；或左氧氟沙星500mg，每日1次，连服7天。

淋病奈瑟菌感染常伴有沙眼衣原体感染，若为淋菌性宫颈炎，治疗时需加用抗衣原体感染的药物。性伴侣需要做相应的检查和治疗。

急性宫颈炎治疗中的注意事项有哪些?

急性宫颈炎治疗中的注意事项有:

（1）保持外阴清洁。

（2）尽量减少人工流产及其他妇科手术对宫颈的损伤。

（3）经期暂停宫颈上药,治疗期间禁房事。

慢性宫颈炎有哪些治疗方法?

慢性宫颈炎以局部治疗为主,根据病变特点采用不同的治疗方法。

现以宫颈糜烂样改变为例介绍几种治法:

1.物理疗法

这是目前治疗子宫颈糜烂疗效较好、疗程最短的方法。适用于糜烂面较大和炎症浸润较深的病例。一般只需治疗1次即可治愈。

（1）电凝法。以往采用辐射线状电烙法,愈合时间较久（6~8周）,目前多改用电凝法,将整个糜烂面熨平,故又称电熨。电熨后创面喷洒呋喃西林粉或涂以金霉素甘油。

（2）冷冻疗法,系一种超低温治疗方法,制冷源为液氮,温度为 $-196℃$。治疗时根据糜烂情况选择适当探头。为提高疗效可采用冻-溶-冻法,即冷冻1分钟,复温3分钟,再冷冻1分钟。其优点是操作简单,术后很少发生出血及颈管狭窄。缺点是术后阴道排液多。

（3）激光治疗,是一种高温治疗,温度可达700℃以上。主要使糜烂组织炭化结痂,待痂脱落后,创面为新生的鳞状上皮覆盖。治疗宫颈糜烂一般采用二氧化碳激光器,波长为 $10.6\mu m$ 的红外光。其优点除热效应外,还有压力、光化学及电磁场效应,因而在治疗上有消炎（刺激机体产生较强的防御免疫功能）、止痛（使组织水肿消退,减少对神经末梢的化学性与机械性刺激）及促进组织修复（增强上皮细胞的合成代谢作用,促进上皮增生,加速创面修复）,故治疗时间短,治愈率高。

2.中医治疗

中医治疗慢性宫颈炎是采取内、外治疗相结合的方法。内治即辨证分型论治，外治包括局部上药、熏洗及阴道冲洗等。

慢性宫颈炎治疗中的注意事项有哪些？

慢性宫颈炎治疗中的注意事项有：

（1）保证休息，多食水果、蔬菜及清淡食物。

（2）保持外阴清洁，常换内裤，内裤宜柔软，选用纯棉或丝织品，防止炎症发生。

（3）在创面尚未完全愈合期间（手术后4~8周）应避免盆浴、性交及阴道冲洗等。

（4）在手术后1个月内，于月经干净后定期到医院复查，以了解创面愈合情况。

（5）慢性子宫颈炎病程长，患者往往缺乏自信心，应耐心向患者解释病情，使患者树立信心，主动配合治疗。

（6）慢性宫颈炎，尤其是宫颈糜烂在治疗前应先做宫颈刮片，以排除早期宫颈癌。

（7）久治不愈者，必要时可接受手术治疗。

HPV感染是否需要治疗，如何治疗？

如果仅仅是HPV阳性，没有任何病变，就可以不管它，因为自身可以清除，可以复查。如果它已经造成了局部增生性病变或宫颈病变，就必须及时治疗了。

治疗HPV感染的观点是从两个角度去治：一个是抗病毒，一个是增加抵抗力。

"治病不治毒"是对HPV感染目前的处理原则，即仅治疗HPV感染引起的病变，而不是治疗HPV感染本身，对未引起病变的HPV感染不需要治疗，正如大多数病毒引起的感冒不需要治疗一样。

对HPV引起的生殖道病变，主要的治疗方法包括物理消融（如激光、冷冻）、细胞毒药物（如鬼臼树脂）、光动力学治疗等。然而，这些方法都不能彻底消除病毒，未来的发展方向是疫苗和抗病毒药物的开发。既然HPV是一种很常见的病毒，人类也容易感染这种病毒，那么，人感染HPV病毒后，其结局会怎样呢？临床与实验研究显示人体感染HPV后有3种演变可能：①部分人的HPV感染经一定潜伏期后进一步发展成有临床表现的病变如尖锐湿疣、肿瘤等疾病；②部分人感染HPV后，HPV长期停留在皮肤黏膜组织中，不引起明显的临床表现，也不引起任何不适；③部分人的HPV感染具有自限性，经过一定时期后HPV感染可逐渐消失，称为自行消退或自发性消退。

急性子宫内膜炎和子宫肌炎怎样治疗？

急性子宫内膜炎和子宫肌炎的治疗方法有：

（1）治疗时除主要应用抗生素外，尚需除去明显的诱因，如取出宫内避孕器，清除子宫腔残留的胎盘组织、子宫内膜息肉等，有子宫黏膜下肌瘤或子宫内膜癌时则应根据情况做相应处理。有子宫腔积脓者应予扩张宫颈口，促使脓液引流。待炎症控制后做诊断刮宫，排除早期子宫癌，以免将早期癌误认为炎症而延误治疗。

（2）治疗急性子宫内膜炎时常规要做细菌培养加药物敏感试验，以选择高效的抗生素。在试验结果未得出之前或无条件进行试验者，可选用广谱抗生素青霉素治疗，如头孢菌素类或喹诺酮类药物。怀疑合并厌氧菌感染，宜加用甲硝唑。

（3）如果急性子宫内膜炎发生在产后或流产后，要考虑宫腔内是否还有胎盘、胎膜残留。若宫腔内仍有残留组织，则应在控制感染48~72小时后将其取出，并待病情稳定后彻底清宫，术后给予催产素10单位肌内注射，并口服益母草膏或生化汤，以促进子宫收缩，抗生素仍继续应用。

（4）中医治疗本病采取辨证论治的方法。中医认为本病多发生在产后，患者气血亏虚，故虽然病属热证，也不能过于攻伐，应视患者情况在克伐邪气的同时，加用益气补血之品。

（5）饮食疗法。食疗是中医学中的重要组成部分，作为某些疾病的辅助疗法，可起到协同作用。下面介绍两个食疗方。

①败酱野菊粥：败酱草15g、野菊花10g、粳米50g。将败酱草、野菊花加水煎煮，去掉药渣后放入粳米煮粥，熟后放入适量的糖。每天可分2次服用。本方具有清热利湿解毒的功效。

②佛手玫瑰花煎：佛手12g、玫瑰花10g、败酱草20g。将上3味放入砂锅内用水煎至300ml，分2次口服。本方具有活血化瘀，清热解毒的功效。

慢性子宫内膜炎和子宫肌炎怎样治疗？

治疗慢性子宫内膜炎和子宫肌炎的方法也可分为西医、中医治疗两大类。此外，慢性子宫内膜炎有时也可考虑做理疗，包括：电熨、冷冻疗法、激光治疗等。

1.西医治疗方法

主要是去除病因。如因胎盘或胎膜残留引起的，可经刮宫去除病灶；如因子宫内膜息肉或黏膜下肌瘤引起，应手术切除息肉及肌瘤；如果是带环引起的，则应及时取环；老年人发生慢性子宫内膜炎时应行诊断性刮宫术，并扩张宫颈口，以便引流通畅。治疗同时，配合口服抗生素以防重复感染。

2.中医治疗

以分型论治为主，可同时配合饮食疗法，具体方法如下。

（1）湿热内阻型：治以清热利湿兼活血化瘀。方用四妙丸（《成方便读》）合桃仁红花煎（《素庵医案》）加减。

处方：黄柏10g、生薏仁20g、苍术10g、牛膝10g、桃仁10g、红花10g、赤芍10g、当归12g、川芎10g、败酱草12g、红藤12g、生甘草10g。若月经淋漓不断，色红，可加益母草10g、茜草15g、侧柏叶12g活血化瘀，凉血止血；带下量多色黄者，加车前子（包煎）20g、泽泻15g以清利湿热。

（2）瘀血阻滞型：治以活血化瘀，行气止痛。方用血府逐瘀汤（《医林改错》）加减。

处方：当归10g、川芎10g、桃仁10g、红花6g、赤芍12g、柴胡10g、川牛膝12g、枳壳10g、生地12g；若小腹疼痛明显，加蒲黄10g、五灵脂10g、香附10g以活血行气止痛。

（3）阴虚内热型：治以滋阴清热。方用知柏地黄丸（《医宗金鉴》）加减。

处方：知母10g、黄柏10g、生地10g、山药10g、山萸肉10g、丹皮10g、泽泻10g、茯苓12g、女贞子12g、旱莲草10g，若白带色黄臭秽，则加败酱草12g、生苡仁15g、车前子15g以清热利湿止带；若心烦急躁，则加炒山栀12g、郁金10g、柴胡10g以疏肝理气并清热。

（4）食疗方

下面介绍几个食疗方，可辅助治疗。

①槐花苡米粥（《粥谱》）：槐花10g、薏苡仁30g、冬瓜仁20g，大米适量，将槐花、冬瓜仁同煎成汤，去渣，放入薏苡仁及大米同煮成粥服食。本方具有益气祛湿之功。

②生地黄鸡（《饮膳正要》）：生地黄250g、乌鸡1只、饴糖150g。将鸡去毛，肠肚洗净，细切，地黄与糖相混匀，纳鸡腹中，隔水蒸熟，不用盐醋等调料。本方具有滋阴清热之功。

急性输卵管卵巢炎如何治疗？

急性输卵管卵巢炎的治疗方法有：

（1）一般支持及对症治疗。绝对卧床，半卧位以利引流排液，并有助于炎症局限。多进水及高热量易消化的半流质饮食。高热者应补液，防止脱水及电解质紊乱。纠正便秘，服用中药如番泻叶，或用生理盐水或温生理盐水灌肠。疼痛不安者可给镇静剂及止痛剂。急性期腹膜刺激症状严重者，可用冰袋或热水袋敷疼痛部位（冷敷或热敷以患者感觉舒适为准）。6~7天后经妇科检查及白细胞总数、血沉的化验证实病情已稳定，可改用红外线或短波透热电疗。

（2）控制感染。可参考宫腔排出液的涂片检查或细菌培养与药敏结果，选用适当抗生素。由于此种炎症多系混合感染，宜选择广谱抗生素。甲硝唑对厌氧菌有特效，且毒性小，杀菌力强，价廉，因而已被广泛应用于厌氧菌感染。严重者可静脉点滴广谱抗生素如头孢菌素等。喹诺酮类药物已出现较多耐药菌，不再作为盆腔感染性疾病的首选药物。

治疗必须彻底，抗生素的剂量和应用时间一定要适当，剂量不足只能导致抗药菌株的产生及病灶的继续存在，演变成慢性疾患。有效治疗的标志是症状、体征逐渐好转，一般在48 ~ 72小时内可看出，所以不要轻易改换抗生素。

（3）脓肿局部穿刺及注射抗生素。脓肿形成后，全身应用抗生素效果不够理想。如输卵管卵巢脓肿贴近后穹隆，阴道检查后穹隆饱满且有波动感，应行后穹隆穿刺。证实为脓肿后，可经后穹隆切开排脓，放置橡皮管引流；或先吸净内容物，然后通过同一穿刺针注入青霉素80万U、加庆大霉素16万U（溶于生理盐水中）。如脓液黏稠不易抽出，可用含抗生素之生理盐水稀释，使逐渐变成血性血清样物后易被吸出。一般经2~3次治疗，脓肿即可消失。

（4）如盆腔脓肿穿孔破入腹腔，往往同时有全身情况的变化，应立即输液、输血，矫正电解质紊乱，纠正休克，包括静脉滴注抗生素和地塞米松等药物。在纠正一般情况的同时应尽速剖腹探查，清除脓液，尽可能切除脓肿。术毕，下腹两侧放置硅胶管引流。术后应用胃肠减压及静脉滴注广谱抗生素，继续纠正脱水及电解质紊乱，输血，以提高身体抵抗力。

急性输卵管卵巢炎治疗中有哪些注意事项？

急性输卵管卵巢炎治疗中的注意事项有：做好经期、孕期及产褥期的卫生。严格掌握产科、妇科手术指征，做好术前准备；术时注意无菌操作；术后做好护理，预防感染。治疗急性输卵管卵巢炎时，应做到及时治疗、彻底治愈，防止转为慢性输卵管卵巢炎。注意性生活卫生，减少性传播疾病，经期禁止性交。

慢性输卵管卵巢炎如何治疗？

慢性输卵管卵巢炎虽不像急性那样症状明显甚至可以危及生命，但病情顽固，难以根治，严重影响着患者的身心健康，给生活、工作带来诸多不便，所以应积极治疗，以解除患者的痛苦。宜采用中西医结合方法进行治疗。

1.西医治疗方法

（1）抗生素治疗。对于症状明显的患者首先应选用抗生素来治疗。抗生素可将残留的致病菌杀死，并可预防其急性发作。常用的药物仍为青霉素、庆大霉素、甲硝唑等，用法与急性输卵管卵巢炎、盆腔腹膜炎相同。

（2）物理疗法。温热的良性刺激可以促进盆腔的血液循环，改善局部组织的营养状态，以利于炎症的吸收和消退。常用的物理治疗有短波、超短波、红外线、音频、离子透入等。但体温超过37.5℃或患生殖器结核时则不要采用理疗。

（3）其他药物治疗。对因慢性输卵管炎造成的输卵管阻塞，可行宫腔注射。选用庆大霉素16万单位、α-糜蛋白酶5mg、地塞米松5mg，以20ml生理盐水稀释，严格消毒外阴、阴道、宫颈后行宫腔注入，从月经干净后3天开始，隔2天注射1次，至排卵期前结束。可连续治疗3个周期。

（4）手术治疗。因炎症引起的较大的输卵管积水或输卵管卵巢囊肿，可行手术治疗。对于输卵管阻塞造成不孕者，可行输卵管整复手术。对反复急性发作的慢性输卵管卵巢炎、盆腔腹膜炎，经药物治疗效果不理想，患者深感痛苦，且年龄较大时，也可以考虑手术治疗。

2.中医治疗方法

中医治疗本病时应分清寒热虚实的不同，辨证论治。

（1）湿热下注型：治以清热利湿。方用止带方加减。

处方：黄柏10g、牛膝10g、猪苓12g、车前子（包）12g、泽泻6g、赤芍12g、丹皮10g、茵陈6g、苍术10g。

若腹痛明显，加用元胡10g、川楝子10g，以行气止痛；若纳差便溏可改苍术为炒白术10g，加云苓18g、生苡仁20g以健脾祛湿。

（2）瘀热互结型：治以活血化瘀，清热解毒。方用当归元胡汤。

处方：当归15g、元胡15g、败酱草20g、酒大黄15g、赤芍15g、香附12g、桃仁15g，水煎服。

若小腹刺痛明显，加用乳香10g、没药10g以化瘀止血；小腹胀痛明显者，加用川楝子10g、枳壳10g以行气止痛；若经量少，色暗有块，加用益母草20g活血化瘀；若白带量多、色黄，加用茵陈15g、泽泻12g以清利湿热。

（3）寒湿凝滞型：治以温阳散寒，活血祛湿。方用少腹逐瘀汤。

处方：小茴香9g、干姜6g、当归12g、川芎9g、桂枝9g、赤芍12g、没药10g、艾叶10g、苍白术各10g、云苓15g、泽兰10g、红藤10g，水煎服。

若带下量多，色白质稀，加用肉豆蔻10g、白果10g以温肾止带。若腰酸痛明显，加杜仲10g、川断20g以益肾强腰。

以上方药口服后，剩余药渣可放入布袋敷于下腹部，每次热敷20~30分钟。

（4）中药肛门点滴，对治疗本病可取得很好的疗效。

处方：赤芍20g、红藤20g、败酱草20g、蒲公英20g、夏枯草15g、丹参20g。

上方浓煎100ml，肛门点滴，每天1~2次，15次为1个疗程。用于湿热下注或瘀热互结型患者。

若有包块形成，可加三棱20g、莪术15g以化瘀消聚；有气虚之象时，加黄芪30g以益气健脾；若小腹冷痛，可去败酱草、蒲公英，加用细辛10g、桂枝10g温经散寒。

（5）食疗方

①茯苓车前粥 茯苓15g、车前子10g、大米100g，红糖适量。

将前2味放入纱布包内与大米同时煎煮，粥熟后去药包，放入适量红糖服用。本方具有健脾益气，祛湿之功。

②柴胡10g、生山楂15g、当归10g，白糖适量。

将前3味同时放入锅内煎煮，去渣取汁，服用时调入适量白糖，每天2次。本方具有理气活血的作用。

慢性输卵管卵巢炎治疗中有哪些注意事项？

慢性输卵管卵巢炎治疗中的注意事项有：

（1）增加机体免疫力。最主要的就是锻炼身体，一方面可以改善机体免疫力，另一方面也可使身心愉悦。

（2）注意个人卫生。锻炼身体，增强体质，及时彻底治疗急性盆腔炎。

盆腔脓肿如何治疗？

1.抗生素治疗

长期以来对盆腔脓肿的治疗主要依靠切开引流或将脓肿切除。由于广谱抗生素的不断出现，应用抗生素已成为对某些盆腔脓肿的一种有效防治措施。

选用的药物应对厌氧菌（尤其是脆弱类杆菌）有效，而且最好是广谱药。目前常用于治疗盆腔脓肿的药物是克林霉素、甲哨唑以及第三代的头孢菌素，如噻吩甲氧头孢菌素等。厌氧菌对组织的破坏力甚大，使局部血循环受到损害以致药物很难达到病灶处。但有人发现克林霉素在脓肿内可达到较高的浓度，这是由于多核白细胞可以将此药带入脓肿中，从而使其发挥有效的作用。

药物的应用一般仅限于治疗较早期的输卵管卵巢脓肿。所谓治疗有效是指症状消失或缓解，体温降至正常、包块缩小且触痛已不明显。据报道药物治疗的有效率可达70%左右。但单纯使用药物治疗是否可达到根治目的，即包块完全消失，脓肿不再复发，则尚无定论。如经药物治疗，虽取得疗效，但所遗留的包块尚大时，常需再用手术将病灶切除。在药物治疗的过程中必须随时警惕脓肿破裂的可能。如脓肿突然发生自然性破裂，脓液大量溢入腹腔中，会危及生命，此时必须立即进行手术治疗。

2.手术治疗

手术治疗主要用于抗生素控制不满意的输卵管卵巢脓肿或盆腔脓肿。

手术指征有：

（1）药物治疗无效。抗生素治疗48~72小时体温持续不降、中毒症状加重或脓肿增大。

（2）脓肿持续存在。经过抗生素治疗病情好转、继续应用抗生素数日，2~3周后包块仍未消失，但已经局限，应该手术，以免日后复发。

（3）脓肿破裂。突发腹痛加剧、高热、寒战、恶心、呕吐、腹胀等，或有中毒性休克表现时，应怀疑脓肿破裂，应及时手术，否则死亡率高。

手术治疗方法有：

（1）切开引流。对位置已达盆底的脓肿，常采用后穹隆切开引流方法予以治疗。脓液大量引流后，患者的症状可以迅速缓解。有人主张将后穹隆切开后可放置较粗的橡皮管，上端直达脓腔，下端留在阴道内，但如切口较大，引流通畅，则不必加用橡皮管。亦有人主张用空针接注射器向脓腔内注入抗生素，反复吸、注亦可达到引流的作用。在应用引流法的同时可加用抗生素口服或肌内注射。

此种方法对治疗急性盆腔结缔组织炎所致的脓肿，尤其是对子宫切除术后所形成的脓肿，效果较好，一旦脓液全部引流，患者即可达到治愈的目的。如系腹腔内的脓肿，则引流只能达到暂缓症状的目的，常需在以后剖腹探查将病灶切除，到时盆腔组织的急性炎症阶段已过，手术可以比较安全易行。

（2）手术切除脓肿。除可以很容易经阴道引流的盆腔脓肿外，其他各类腹膜腔内的脓肿，包括输卵管积脓、卵巢脓肿以及输卵管卵巢脓肿等，进行手术切除是最迅速而有效的治疗方法。患者入院经48~72小时的抗生素治疗后即可进行手术。

手术范围应根据患者情况而定。患者年轻、尚无子女者，应仅切除患侧的子宫附件，如对侧附件外观尚可，应予保留，使患者有生育的机会。如患者已有子女，且年龄较大，则应作双侧附件及全子宫切除术，使不再复发。如术时发现双侧附件均已严重破坏，则不论患者年龄大小均宜将双侧附件及全子宫切除。年轻者术后可用雌激素治疗以减轻人工闭经障碍。

采用此种方法除可以迅速取得疗效外，尚可避免脓肿破裂所引起的严重后果。但即使在术前采用抗生素治疗2~3天，手术时仍应注意操作轻柔，避免伤及肠道，或使脓液大量溢至腹腔内。

近几年，随着腹腔镜技术的不断发展和进步，腹腔镜下探查使早期诊断和鉴别诊断盆腔脓肿成为可能，而且一经确诊即可在腹腔镜下直接行盆腔粘连松解术、盆腔脓肿清扫术、输卵管卵巢积脓引流及切除术，并可在盆腔局部应用抗生素和抗粘连药物，从而改善治疗进程和结局。特别是对于年轻有生育要求的妇女，为了保留输卵管的功能，腹腔镜下进行盆腔粘连松解术、输卵管积脓的引流、病灶清除、盆腔冲洗等操作后，再合理应用抗生素是非常有效的。

盆腔脓肿治疗中的注意事项有哪些？

盆腔脓肿治疗中的注意事项有：

（1）保证休息。

（2）根据药敏试验选择合理抗生素。

（3）注意产褥期卫生，避免感染。

（4）治疗期间严禁房事。

（5）尽量避免不必要的妇科检查以免引起炎症扩散。

（6）久治不愈者，必要时可接受手术治疗。

盆腔结缔组织炎如何治疗？

患急性盆腔结缔组织炎时应以选用高效抗生素治疗为主，用药要及时、足量。可以配合清热解毒，活血祛湿的中药口服，以缓解症状，促进痊愈。同时患者要卧床休息，取半卧位，并注意饮食营养。主要治疗方法有以下几种：

（1）抗生素治疗　由于引起急性盆腔结缔组织炎的致病菌多为需氧菌和厌氧菌，因此可选用甲硝唑和头孢三代抗生素联合用药。如果经足量抗生素治疗患者症状仍无明显改善，在换药的同时应考虑是否有盆腔脓肿形成，应进一步检查。

在采用西药治疗的同时，还应采用物理疗法、中药治疗等辅助治疗、调理手段，以便取得较好疗效。患者还要注意休息、调养，加强饮食调养，进食富有营养又不过于滋腻的食物。

（2）物理疗法　物理疗法为辅助疗法之一。常用的有：频谱治疗、超短波治疗、中波透热疗法、长效应治疗仪、微波治疗、直流电药物导入法等。物理疗法的治疗原理，主要是改善盆腔的局部血液循环，促使炎症逐渐吸收，故需长期坚持才能见到明显的治疗效果。

（3）手术治疗　盆腔结缔组织炎一般以中西医结合，保守治疗为主，若盆腔已有脓肿或保留治疗无效，可进行手术治疗，手术能从阴道进行的，尽量不作剖腹手术，只行较为保守性手术，如引流及冲洗。

（4）中药外治　中药外治包括有多种治疗方法。例如：透皮疗法、阴道蒸气法、灌洗法、穴位贴敷（中药外敷）法、中药肌注法、中药灌肠法、离子导入法等。下面重点介绍中药灌肠法和中药外敷法。

这里介绍两个应用较为普遍的灌肠方。①芡实15g、元胡10g、茯苓

15g、旱莲草10g、当归20g、香附15g、丹参15g、枳壳10g、白术15g、桃仁10g、川芎15g、白芍10g、败酱草10g。本方具有理气疏肝、清瘀活血的功效。用法：以上各味，加水800ml，用沙罐以大火煮开，再用小火煎熬成浓汁约120ml，用纱布滤除药渣，再沉淀取汁，做保留灌肠用。使用前加热至28~30℃，每晚临睡时，排空灌肠，保留4~8小时，10天为1个疗程。②红藤30g、败酱草30g、蒲公英30g、鸭跖草30g、紫花地丁30g、金银花30g、桃仁15g。本方具有活血清热、化瘀解毒的功效。用法：将以上药物加水熬煎两道取浓汁，然后将两次药液混合，浓煎为100ml，过滤后加0.25mg普鲁卡因（亦可加链霉素0.5~1g）。保持药温在30~36℃之间，做保留灌肠。每天1次，排空后灌肠，30分钟内灌完，保留4~6小时，10次为1个疗程。

外敷疗法：①大风子仁25g、木鳖子仁20g、铜绿15g、白矾20g。本验方具有软化吸收功效。将以上各味去杂，挑拣干净，用绞磨机磨成细粒，再共研细末，加入大枣（去核）50g，凡士林适量，共同搅拌成药泥，敷于腹部患处。②大青盐500g。用铁锅将大青盐炒热至发烫（大约40~50℃），装入纱布包，放置于下腹部，每次热敷30分钟，敷时温度降低可反复加热。每天1~2次。本方具有温经散寒、消滞止痛的功效。

生殖器结核怎样治疗？

生殖器结核不论轻重，都应积极进行治疗。西医治疗可分为药物治疗和手术治疗两大类。在治疗的同时，应注意增加营养，以增强机体的抵抗力和免疫力。

1.西医治疗

治疗要遵循早期、联合、规律、适量、全程的原则。

（1）药物治疗。常用的药物有利福平、异烟肼、链霉素、吡嗪酰胺、乙胺丁醇。目前常采用联合用药的方式。各药的常用剂量为：异烟肼，10~20mg/（kg·d），每日总量不超过300mg；利福平，10~20mg/（kg·d），每日总量不超过600mg；吡嗪酰胺，20~40mg/（kg·d）；乙胺丁醇，15~25mg/（kg·d）。

推荐治疗方案为：

方案①：强化期2个月，每日利福平、异烟肼、吡嗪酰胺、乙胺丁醇四药联合用。两个月后为巩固期4个月：每日利福平、异烟肼两药合用；或巩固期每周3次应用利福平、异烟肼。

方案②：强化期2个月，每日利福平、异烟肼、乙胺丁醇、吡嗪酰胺四药合用；巩固期4个月，每日使用利福平、异烟肼、乙胺丁醇；或每周3次使用利福平、异烟肼、乙胺丁醇。

方案①常用于初治病例，方案②多用于治疗失败或复发病例。

（2）手术治疗。对于输卵管、卵巢已形成较大包块者，输卵管积脓、卵巢脓肿者，有较大的包裹性积液、月经血细菌培养持续阳性、月经过多久治不愈、子宫内膜结核内膜破坏广泛者，或经药物治疗无效或复发者均应考虑手术。手术以全子宫双附件切除为宜，手术前后需要抗结核药物治疗；希望保留生育功能者可选择保留生育能力手术。部分患者结核治愈后妊娠成功率低，需要辅助生育助孕。

生殖器结核治疗中有哪些注意事项？

对于已患有结核的女性，不论是生殖器结核或是肺结核，都应积极治疗。在治疗期间应营养饮食，以提高抗病能力。急性期者应卧床休息，慢性期者可适当参加体育锻炼。

盆腔炎治疗中有哪些注意事项？

（1）注意个人卫生与性生活卫生，严禁经期房事，平时保持外阴、阴道清洁。

（2）积极治疗阴道炎、宫颈炎、阑尾炎等，防止人工流产及分娩后感染。

（3）盆腔炎治疗务必彻底，以免转为慢性盆腔炎。

（4）平时应注意劳逸适度，以防慢性盆腔炎复发。

（5）进食清淡饮食，避免生冷、辛辣刺激品，多饮水。

（6）不能自行用药。

孕妇阴道炎症用药是否会影响胎儿？

患有阴道炎的孕妇慎用口服药物，阴道用药只是局部用药、局部吸收、局部发挥作用，因此不会通过全身吸收再影响胎儿。另一方面，胎儿对致畸因子的最敏感期是孕初的3个月，在孕后期，器官的分化发育均已完成，就不存在致畸的危险性了。孕中后期的妇女只要按照药物说明书上的规定进行治疗，是不会影响优生的。

哪些药物可以用于孕期妇科炎症的治疗？

口服抗生素中孕期可以安全使用的药物包括：青霉素类、头孢类、红霉素、林可霉素、克林霉素、两性霉素、制霉菌素、克霉唑、甲硝唑、呋喃妥因。阴道炎及宫颈炎治疗以局部用药为主，并且要根据所患阴道炎的不同类型选用外用药，如制霉菌素栓、凯妮汀栓、保妇康栓、乳酸菌阴道胶囊、甲硝唑栓等都是孕期可以安全使用的药物。

预防保健篇

◆ 怎样才能预防妇科炎症?

◆ 如何预防外阴炎?

◆ 如何预防阴道炎?

◆ 阴道炎患者生活中应注意哪些问题?

◆ 为什么阴道炎容易复发?

◆ ……

怎样才能预防妇科炎症？

妇科炎症是女性最常见的疾病，必须及时治疗，但是最重要的还是预防。日常生活中我们可以通过各种方法增强抵抗病菌的能力，同时也可以改变不健康的生活方式减少病菌入侵的机会，特别要注意以下几方面的问题。

（1）瘙痒处应避免用过度搔抓、摩擦、热水洗烫等方式止痒，不用碱性强的肥皂洗浴，也不能用洗浴剂反复清洗外阴或冲洗阴道，避免引起阴道正常环境的改变，导致阴道正常菌群失调，从而破坏阴道酸性抗菌屏障；尽量不要滥用激素类外涂药物。

（2）内衣应柔软宽松，以透气的棉织品为好。避免羽绒、尼龙及毛织品衣服贴身穿戴；不要将内裤与袜子一同洗涤。

（3）平时注意保持外阴部位的清洁干爽，特别是在月经期间更要注意这一点，不穿化纤内裤及牛仔裤。

（4）男性平时洗澡时，应将包皮翻转，洗净包皮囊内的包皮垢，这是预防引起配偶炎症的最简单而又行之有效的办法。

（5）避免不洁性交。

（6）避免长期、大量使用广谱抗生素，导致阴道正常菌群失调。

（7）如果长期口服避孕药而导致阴道炎反复发作的应停用避孕药，改用其他方法避孕。

如何预防外阴炎？

预防外阴炎的方法有：

（1）养成健康的生活习惯。如：充足的睡眠，规律的饮食，多吃水果和蔬菜，适当锻炼，缓解压力和紧张。

（2）保持良好的卫生习惯。使用公用设施时多加注意，平时穿宽松棉质内裤，尽量不使用不洁卫生巾和护垫，每日清洗外阴，但尽量少冲洗阴道。

（3）治疗月经不调。如果月经过多、过长，阴道内的血液是细菌生长的最好温床，所以最好接受调经治疗。

如何预防阴道炎？

预防阴道炎的方法有：

（1）切勿过度清洗阴道。在正常的情况下，我们的阴道会自己保持酸碱值的平衡，尽量不要以清洁剂或是消毒药水清洁阴道，甚至过度刷洗，这样不仅可能破坏阴道环境的平衡，也有可能造成阴道伤害，所以平时只要以温水冲洗即可。另外，如果你觉得自己可能感染了阴道炎，也不要在看医师前清洗阴道，以免将阴道中的原虫或是分泌物清洗掉，这样会让医师无法正确判断你所感染的菌种。

（2）穿着棉质透气的裤子。平时尽量穿着棉质透气的内外裤，保持干爽，如果分泌物不多也可尽量不要用卫生护垫，如果使用就一定要勤更换，以免滋生细菌。

（3）少吃刺激性食物。正常情况之下，我们的天然免疫系统会自动去应付这些入侵的菌种，所以我们平时就要有健康均衡的饮食，少吃刺激性的食物，让免疫系统正常工作。

（4）切勿滥用抗生素。使用抗生素一定要经过医师的同意并有处方，因为抗生素虽然可以杀死细菌，但是如果长期大量使用，会导致阴道正常菌群失调而助长霉菌的滋生，所以千万不要滥用抗生素。

（5）性生活正常单纯。许多阴道炎的感染都是通过性行为传递的，如果性伴侣过多，就较难掌控是否感染的情况，所以只要性生活单纯，感染特定的阴道炎概率就会大大减少。每次夫妻生活前应搞好个人卫生，尤其不能忽略男方生殖器官的卫生。

避免在月经经期过夫妻生活，各种阴道手术后也应该遵照医师的建议确定可以开始有夫妻生活的时间。

（6）心情保持愉快。保持心情愉快也是一种增进免疫力的好方法，另外平常的生活作息也要正常，这样才能让免疫系统正常运作。

阴道炎患者生活中应注意哪些问题？

阴道炎患者生活中应注意的问题有：

（1）阴道炎是妇女的常见病、多发病，患者不应该有任何心理负担，不要自己乱用药，而应该在医师指导下正确用药，定期复查，完成治疗的全部疗程，以期治愈，切忌半途而废。

（2）寻找发病原因，减少复发或再次患病的可能。

（3）保持外阴清洁干燥，尽量不搔抓外阴。每日清洗时水宜温不宜烫，以免损害外阴皮肤。每日换洗内裤，且内裤需单独清洗。毛巾、内裤、盆具等可用煮沸法消毒。不穿着化纤内裤。便前、便后均要洗手。

（4）患病期间尤其是急性期时要避免性生活，如一定要发生性关系，应使用避孕套，以免传染他人；夫妻双方应该同时接受治疗。

（5）调整饮食结构，多进食富含维生素的食品。患病期间尽量少食牛羊肉及辛辣食品，以免加重瘙痒症状。

（6）保持心情愉快也是一种增进免疫力的好方法，另外平常的生活作息也要正常，这样才能让免疫系统正常运作。

为什么阴道炎容易复发？

阴道炎复发的原因有：

（1）用药不规范，治疗不彻底。一般阴道炎的治疗需要一定疗程，而瘙痒等症状的改善往往在用药后一两天就很明显，一些患者就此以为自己已经痊愈，而擅自停药，忽视医师关于坚持用药几天的嘱咐。还有一些患者不太在意用药后的复查，实际上，阴道炎一定要复查后才能确定是否治愈。

（2）有的是夫妻双方未同时接受治疗，女方通过性交将病原体传给丈夫，使丈夫成为带菌者，但男性方由于生理结构不同于女性，所以并不一定会有明显的症状，如果仅女方治疗，而男方不治疗，病菌就会通过性生活在男女之间反复"传递"，导致女方阴道炎复发。

（3）人体自身就是某些病菌的携带者，如平时不注意卫生习惯，如大便后擦拭时总是由肛门向尿道方向擦，则可能将某些病菌带入阴道，造成复发。

（4）经常使用抗生素，反复破坏阴道菌群间的制约关系，导致真菌生长旺盛，此类患者在服用抗生素的同时或应用抗生素治疗后，给予抗真菌的药物进行预防就很有意义。

（5）不注意卫生，如内裤与袜子同时洗涤，使用不符合卫生标准的卫生巾或卫生纸，与别人共用洗浴盆等，造成病菌的交叉感染，导致复发。

（6）男方患有泌尿道感染性疾病，如果没有治愈也是女性阴道炎复发的原因。

如何才能预防阴道炎复发？

预防阴道炎复发的方法有：

（1）首先应去除病因。对复发者应检查原因，比如是否有糖尿病，是否长期应用抗生素、雌激素或类固醇激素等药物，是否经常穿着紧身化纤内裤，局部药物的刺激等情况，应尽量控制或消除这些诱因。

（2）在初次发病时治疗要彻底，要根据医师的要求正确用药，有些情况还需要巩固治疗。治疗不彻底是造成阴道炎复发和难治的原因之一，治疗痊愈的标准是3个月经周期后复查白带均正常。

（3）配偶同治。外阴阴道炎往往是通过性传播的疾病，患病妇女的丈夫的包皮皱褶、尿道、前列腺中有病原体寄生，如单纯女方治疗，男方就会成为感染源而导致复发。如果同时使用避孕套可减少性伴侣间的相互感染。男方也要积极治疗自己的泌尿道感染。

（4）注意个人卫生，保持外阴清洁、干燥，勤换内裤，外阴用具专人专用，用过的内裤、毛巾、面盆均应用开水烫洗；去公共场所如公共厕所、游泳池、浴室要注意预防交叉感染。

（5）增强机体的抵抗力，加强营养，锻炼身体，提高机体的免疫力，减少条件致病菌的发病机会。

老年性阴道炎患者应注意哪些问题？

女性绝经后体内性激素水平显著降低，引起阴道内 pH 上升，阴道黏膜萎缩变薄，皱襞消失；且阴道内的弹性组织减少，阴道口豁开，阴道壁膨出，这些都会使阴道黏膜对病原体的抵抗力减弱，细菌容易造成感染，引起阴道炎症。因此，老年妇女在生活中要特别注意自我护理，讲究卫生，减少阴道感染的机会。以下是注意事项：

（1）发生老年性阴道炎时不要因外阴瘙痒即用热水烫洗外阴，虽然这样做能暂时缓解外阴瘙痒，但会使外阴皮肤干燥粗糙，不久瘙痒会更明显。清洗外阴时宜使用温水。

（2）患病期间每日换洗内裤，选用纯棉布料的内裤，而且要宽松舒适。

（3）外阴出现不适时不要乱用药物。因为引起老年性阴道炎的细菌多为大肠埃希菌、葡萄球菌等杂菌，不像育龄期女性以霉菌性阴道炎、滴虫性阴道炎最多见，因此不要乱用治疗霉菌或滴虫的药物，更不要把外阴阴道炎当作外阴湿疹而乱用激素药膏，这样会适得其反。

（4）平时注意卫生，减少患病机会。不要为了"消毒杀菌"就使用肥皂或各种药液清洗外阴。因为老年妇女的外阴皮肤一般干燥、萎缩，经常使用肥皂等刺激性强的清洁用品清洗外阴，会加重皮肤干燥，引起瘙痒，损伤外阴皮肤。清洗外阴时应用温开水，里面可以加少许食盐或食醋，或选用中性肥皂，选用的卫生纸应该带有"消准"字样。勤换洗内裤。自己的清洗盆具、毛巾不要与他人混用。

（5）由于老年妇女阴道黏膜菲薄，阴道内弹性组织减少，因此过性生活时有可能损伤阴道黏膜及黏膜内血管，使细菌乘机侵入。解决方法：可以在性生活前将阴道口涂少量油脂，以润滑阴道，减小摩擦。

发生老年性阴道炎后，患者自觉外阴灼热，痒痛不适，白带增加，色黄质稀，味臭，常易并发尿频、尿痛或小便失禁等症。妇科检查时见外阴萎缩，双小阴唇内侧面可有充血；阴道黏膜菲薄，皱襞消失，充血并有散在的、小的出血点，或可见表浅的溃疡。如果阴道炎症久治不愈，有可能引起阴道粘连，重者引起阴道闭锁，炎性分泌物不能排出，又会发生阴道积脓或宫腔积脓。同样，溃疡面如果与对侧粘连，也可以引起阴道粘连等上述病症。

针对老年性阴道炎的发病原因，治疗应该从改善阴道环境，增加阴道黏膜的抵抗力和抑制细菌生长两方面入手。主要是外用改善阴道环境、增加阴道黏膜的抵抗力、抑制细菌生长的药物，必要时可在医师的指导下使用小量雌激素（可以口服也可以局部涂抹）。更为重要的是，在您的不适感较为明显时，一定要到正规医院的妇科就医，按医师的指导使用药物治疗。

慢性宫颈炎患者日常生活应注意些什么？

慢性宫颈炎日常生活应注意以下内容：

（1）保证休息，多食水果蔬菜及清淡食物。

（2）保持外阴清洁，常换内裤，内裤宜柔软，选用纯棉或丝织品，防止炎症发生。

（3）慢性宫颈炎病程长，治疗的时间也往往较长，要树立信心，主动配合治疗。

（4）慢性宫颈炎，尤其是宫颈糜烂在治疗前应先做宫颈刮片，排除早期宫颈癌。

（5）久治不愈者，必要时可接受手术治疗。

（6）手术治疗后，在创面尚未完全愈合期间（手术后4~8周）应避免盆浴、性交及阴道冲洗等。

（7）在手术后1~2个月内，于月经干净后定期到医院复查，以了解创面愈合情况及治疗效果，有的病情较重需要多次治疗才能彻底治愈。

盆腔炎患者需要注意些什么？

盆腔炎患者应注意：

（1）杜绝各种感染途径，保持会阴部清洁、干燥，每晚用清水清洗外阴，做到专人专盆，切不可用手掏洗阴道内，也不可用热水、肥皂等洗外阴。盆腔炎时白带量多，质黏稠，所以要勤换内裤，不穿紧身、化纤质地内裤。

（2）月经期、人流术后及上环、取环等妇科手术后阴道有流血，一定要禁止性生活，禁止游泳、盆浴、洗桑拿浴，要勤换卫生巾，因此时机体抵抗力下降，致病菌易乘机而入，造成感染。

（3）被诊为急性或亚急性盆腔炎患者，一定要遵医嘱积极配合治疗。患者一定要卧床休息或取半卧位，以利炎症局限化和分泌物的排出。慢性盆腔炎患者也不要过于劳累，做到劳逸结合，节制房事，以避免症状加重。

（4）发热患者在退热时一般出汗较多，要注意保暖，保持身体的干燥，出汗后应更换衣裤，避免吹空调或直吹对流风。

（5）要注意观察白带的量、质、色、味。白带量多、色黄质稠、有臭秽味者，说明病情较重，如白带由黄转白（或浅黄），量由多变少，味趋于正常（微酸味）说明病情有所好转。

（6）急性或亚急性盆腔炎患者要保持大便通畅，并观察大便的性状。若见大便中带脓或有里急后重感，要立即到医院就诊，以防盆腔脓肿溃破肠壁，造成急性腹膜炎。

（7）有些患者因患有慢性盆腔炎，稍感不适，就自服抗生素，长期服用可以出现阴道内菌群紊乱，而引起阴道分泌物增多，呈白色豆渣样白带，此时，应立即到医院就诊，排除霉菌性阴道炎。

（8）盆腔炎患者要注意饮食调护，要加强营养。发热期间宜食清淡易消化饮食，对高热伤津的患者可给予梨汁或苹果汁、西瓜汁等饮用，但不可冰镇后饮用。白带色黄、量多、质稠的患者中医辨证多属湿热证，忌食煎烤油腻、辛辣之物。小腹冷痛、怕凉，腰酸疼的患者，属寒凝气滞型，在饮食上可服姜汤、红糖水、桂圆肉等温热性食物。烦热、腰痛者多属肾阴虚，可食肉蛋类血肉有情之品，以滋补强壮。

（9）做好避孕工作，尽量减少人工流产术的创伤。

如何才能预防慢性盆腔炎急性发作？

预防慢性盆腔炎急性发作的方法有：

（1）增强机体的抵抗力，锻炼身体，提高机体的免疫力，减少条件致病菌的发病机会。

（2）月经期、人流术后及上环、取环等妇科手术后阴道有流血，一定要禁止性生活，禁止游泳、盆浴、桑拿浴，要勤换卫生巾。做好避孕工作，尽量减少人工流产等手术的机会。

（3）可在家进行下腹部热敷等温热治疗，并长期坚持。

（4）保持会阴部清洁、干燥。每晚用清水清洗外阴，做到专人专盆，切不可用手掏洗阴道内，也不可用热水、肥皂等洗外阴。盆腔炎时白带量多，质黏稠，所以要勤换内裤，不穿紧身、化纤质地内裤。

慢性盆腔炎患者需要注意哪些问题？

慢性盆腔炎患者需要注意：

（1）女性罹患盆腔炎是很常见的，一旦发生，应该特别注意保健，在月经期要禁止房事，注意月经期及平时卫生。

（2）人工流产、分娩及妇科手术后要加强护理，定期检查，同时注意营养，配合锻炼以增强体质。

（3）要注意检查病因，也就是找出导致盆腔炎的病根，应该检查解脲支原体、沙眼衣原体等，如果有问题应及时治疗。需要说明的是，最好同时做药物敏感试验，然后选择药物，这样治疗更加对症，更加效果。

（4）有了盆腔炎，要特别注意外阴的清洁，每天都应该进行外阴清洗和内衣裤更换，我们主张用温开水作为清洗液，因为开水经过煮沸后已经消毒了。另外还要注意清洗器具的选择，每个妇女都应该有专门的洗下身的盆，这样可以避免其他的感染进入阴道。通常一天洗一次就可以了，最好大便完后也清洗一次。另外选择卫生巾要选质量好的卫生巾，男女同房前双方都应该清洗下身，防止发生生殖系统感染。

避孕套能不能预防性传播疾病？

无可否认，避孕套在防止性病传播方面起到了巨大的作用，而人们一般会认为避孕套和安全套是一回事，只是叫法不同，但事实上，传统天然乳胶避孕套在阻断性传播疾病方面的效果，正受到越来越多研究结果的质疑。但将避孕套称为"安全套"并不科学。有机构研究结果显示，使用避孕套预防艾滋病、尖锐湿疣等性传播疾病的失败率仍然很高，因此避孕套不等于安全套。

传统乳胶避孕套的作用是阻隔，只要正确使用就能在一定程度上阻隔病毒的传播。在现有医疗条件下，在没有更好的防范措施情况下，为了减少性传播疾病，增加相对安全性，大量推广使用避孕套被各国政府广泛采纳。但是，避孕套对病毒的阻隔效果究竟有多大？是否能做到百分之百阻隔各种病毒？

《新英格兰医学杂志》报告避孕套预防艾滋病的失败率为16.7%。《英国社会科学医学杂志》报告避孕套预防性病的失败率高达31%。美国国立卫生研究院、疾病预防和控制中心组成的科学特别小组，研究了避孕套对艾滋病、淋病、衣原体、梅毒、软下疳、性病淋巴肉芽肿、生殖器疱疹和尖锐湿疣等9种性传播疾病的保护效果，发现目前广泛使用的避孕套不能彻底有效地防止任何一种性病传播！

究其原因，主要有三点：

（1）艾滋病、人体乳头瘤等病毒远比精子小，避孕套能阻隔精子不一定能阻隔各种病毒。也就是说，乙肝病毒、尖锐湿疣病毒、艾滋病病毒有可能穿透传统天然胶乳避孕套。

（2）性病病毒可以通过多个途径侵入生殖器官黏膜、皮肤，精子则只有进入输卵管这条唯一通道。

（3）怀孕受排卵时间的限制，而性病病毒感染不受任何时间限制。

因此男科专家指出：即使正确使用避孕套，感染性病的概率仍然很高。如此看来，其致密度不够，无法有效阻隔艾滋病、乙肝等各种病毒；存在致癌物质亚硝胺；乳胶蛋白易引起过敏反应；以及天然乳胶避孕套的偏碱性，成了传统乳胶避孕套无法克服的四大缺陷。传统乳胶避孕套不等于安全套！

因此男性在发生不洁性行为后仍然有可能感染性病，不要以为戴了避孕套就万无一失，肯定不会传染性病，当身体出现不良症状时，应及时到正规医院检查治疗。当然，避免不洁性行为是防止性病传染的最有效方法。

如何预防生殖器结核？

首先在幼年时应接种卡介苗，避免结核病的发生。体质下降时，应远离结核病患者。如有经期发热、下腹部疼痛及原发性不孕者，应认真检查，以排除生殖器结核。

对于已患有结核的女性，不论是生殖器结核或是肺结核、淋巴结核及肠结核等，都应积极治疗。在治疗期间应营养饮食，以提高抗病能力。急性期者应卧床休息，慢性期者可适当参加体育锻炼，增强体质。

患生殖器结核后应该注意哪些问题？

生殖器结核诊断一经明确，不论病情轻重，均应给予积极治疗，尤其轻症患者，难以肯定其病灶是否已静止或治愈，为防止日后免疫功能下降，病情有发展可能，即使无明显症状，亦应晓以利害，说服其接受治疗。

目前生殖器结核治疗，包括一般治疗，抗结核药物治疗及手术治疗。

1.一般治疗

生殖器官结核与其他器官结核一样，是一种慢性消耗性疾病，机体免疫功能的强弱对控制疾病的发展，促进病灶愈合，防止药物治疗后的复发等起很重要作用，故急性期患者至少需卧床休息3个月。病变受到抑制后可以从事轻度活动，但也要注意休息，增加营养及富含维生素的食物，夜间要有充足睡眠，精神须愉快。特别对不孕女性更要进行安慰鼓励，解除思想顾虑，以利于全身健康状况的恢复。

2.抗结核药物治疗

抗结核药物的出现，使结核病的治疗发生了大的变革和飞跃，其他治疗措施大多已废弃。但为了要达到理想疗效，必须贯彻合理化治疗的五项原则，即早期、联合、适量、全程和规则使用敏感药物。早期结核病变处于细菌繁殖阶段，病变愈早愈新鲜，血供愈佳，药物愈易渗入；治疗积极可防止延误而形成难治的慢性干酪化病灶。联合用药能杀死自然耐药菌或阻止繁殖，产生抗药性结核菌的机会大大下降，但由于药物治疗疗程长，患者往往不易坚持，出现过早停药或不规则服药等情况，导致治疗失败。为此临床医生更应注意规则及足程这两个原则，关注患者治疗情况，加强对患者的督导，避免中途停药或任意换药，治而不彻底，造成耐药、难治等恶果。由于生殖器结核患者相对地说数量较少，难以进行很好的临床对照试验，因此采用的治疗方案均来自肺结核的治疗经验。

3.手术治疗

生殖器结核以抗结核药物治疗为首选，一般不作手术治疗。只有在：①药物治疗6个月，盆腔包块持续存在；②多种药物耐药；③症状（盆腔疼痛或子宫异常出血）持续或复发；④药物治疗后病变复发；⑤瘘管未能愈合；⑥怀疑同时有生殖道肿瘤存在等情况时，方考虑手术治疗。为避免手术时感染扩散，减少盆腔器官广泛粘连、充血而导致手术操作困难，也有利于腹壁切口的愈合，术前应进行抗结核治疗一至两个月。

手术并发症目前虽已很少，但在术时仍应高度警惕。如炎块粘连严重，分离时损伤邻近脏器，可能发生瘘管，故在分离粘连时应避免用力进行钝性剥离。

如有盆腔结核所形成的瘘管，手术前应做泌尿系及全消化道X线检查，了解瘘管的全部情况后，才可进行手术。术前数日开始服新霉素进行肠道准备。

手术已将子宫及双侧附件完整切除，腹腔内病灶全部除净，无并存其他器官结核，则术后再进行一至两个月抗结核治疗即可，避免复发。

4.复诊

抗结核药物治疗后，需要有一个密切随访阶段，经过联合、适量、规律及全程治疗后，复发或播散至其他器官者极为罕见，疗程近结束时，宜重复检查一次胸X线透视，尿结核菌培养及诊刮。在两三年内每6~12个月重复检查一次。在积极治疗的同时，加强营养、锻炼身体、保持愉快的心情，增强机体的抵抗力，提高机体的免疫力。

幼女为什么也会得阴道炎，如何预防？

幼女外阴发育差，不能遮盖尿道口及阴道前庭，细菌容易侵入，加之女孩卵巢功能尚不健全，体内缺乏雌激素，外阴和阴道抵抗力低，而且女孩的处女膜开口相对较大，又邻近肛门，容易受污染而发生炎症。婴幼儿的阴道环境与成人不同：新生儿出生数小时后，阴道内即可检测出细菌，由于受母亲及胎盘雌激素的影响，阴道上皮内富含糖原，阴道pH低，为4~4.5。此时，阴道内优势菌群为乳杆菌。出生后2~3周，雌激素水平下降，阴道上皮逐渐变薄，糖原减少，pH上升至6~8，乳杆菌不再为优势菌，易受其他细菌感染。

如果女孩排便后，擦过肛门的卫生纸蹭到外阴，或未擦干净的粪便残留，污染内裤，会使粪便中的病菌进入外阴引起炎症。小儿常见的肠道寄生虫如蛲虫，也可以从肛门进入阴道引起感染。有的孩子出于好奇心或想解除外阴一些不适感，会将发卡或小玩具之类的东西插入阴道内，如未能及时取出，长时间刺激或损伤阴道黏膜可引起炎症。爽身粉或香皂残留聚集在处女膜和阴唇沟内，肥皂和洗衣粉残留在内裤上，局部用药不当都会引起刺激或过敏性炎症。尼龙和人造纤维内裤对部分女孩也可引起过敏性炎症。若小孩呼吸道或身体其他部位感染，女孩的双手可将病原体从已感染部位带到外阴。肥胖的女孩，外阴、大腿间的摩擦、潮湿受压或皮肤皱褶清洗不净，可发生皮损和感染。与家庭其他成员共用浴盆、浴巾、坐便器，或到公共游泳池游泳，都有可能使孩子发生生殖器感染。近年发病率陡增的性病之一——淋菌性外阴阴道炎，在幼女中已有发现。母亲体内存在的一些致病因素，如单纯性疱疹病毒、霉菌以及滴虫，都可在胎儿经过产道或日常生活密切接触过程中，传染给女婴。女婴先天性阴道直肠瘘等畸形则更容易发病。

如何预防婴幼儿外阴炎呢？婴儿要保持外阴清洁和干燥。小婴儿使用尿布，应选择纯棉质地，其柔软、透气好；不出门的时候最好不用尿不湿。大小便后及时更换尿布，每天坚持清洗外阴1~2次，特别要注意洗净，并轻轻拭干阴唇及皮肤皱褶处，擦洗时要注意自上而下拭净尿道口、阴道口及肛门周围。皮肤如有皲裂，应涂擦无刺激性的油膏。最后在外阴及腹股沟处薄而均匀地扑上滑石粉，以保持干燥。扑粉不宜过多，以免粉剂进入阴道，形成小团块而引起刺激。进入幼儿期，尽量不让孩子在地板上坐卧，尽早穿着封裆裤；衣服要柔软、宽松、舒适。重视大小便后的清洁，特别是小便后，应用柔软卫生纸拭擦尿道口及周围，并注意小便的姿势，避免由前向后流入阴道。此外儿童的浴盆、毛巾等要避免与大人交叉感染。

一切预防措施都不可能确保万无一失。因此家长应经常检查女孩外阴，发现异常或孩子自诉不适，搔抓外阴时，及时到医院诊治，以免病情加重。

怎样预防霉菌性阴道炎？

霉菌性阴道炎，系由白色念珠菌感染阴道所引起的炎症。白色念珠菌的传染有外源性和内源性两种。外源性传染，是体外霉菌通过洗浴、医疗器械等进入体内传染，也可能是通过性生活直接传染。内源性传染，是平时就寄居在阴道内的白色念珠菌，遇到适宜的环境，迅速繁殖致病。妊娠、糖尿病或长期使用抗生素的妇女多见，这是由于妊娠及糖尿病发生时阴道上皮细胞富含糖原，长期使用抗生素使阴道内细菌减少，失去对霉菌的拮抗作用，从而使霉菌相对增多而致病。虽然霉菌性阴道炎发生于局部，但所出现的症状却可以影响全身。许多患者往往由于阴道及外阴奇痒而坐立不安，进而影响工作、学习和睡眠。为了保障妇女的身心健康，应当注意防治霉菌性阴道炎。采取一定的方法可以预防和减少发病的可能性。

（1）去除引发霉菌性阴道炎的各种有关因素。妊娠期妇女务必加强孕期保健工作；患糖尿病的妇女应积极予以有效的治疗；避免长期、大量使用抗生素，尤其是广谱抗生素更应少用。

（2）加强卫生保健。了解相关的卫生知识，注意外阴及阴道的清洁卫生。定期进行妇科普查普治工作，以便早发现、早隔离和早治疗。

（3）选择正规的医院。避免接触女性生殖器官的各种医疗器械因消毒不严造成交叉感染。

如何预防产褥感染？

产褥感染的发生对产妇有很大的危害性，严重者可危及产妇的生命，所以预防产褥感染胜于治疗。

（1）做好孕前准备。有生育要求的女性在怀孕前应做好充分准备。加强身体锻炼，增强营养，使自己有一个健康的身体，为以后受孕、生产打下良好的基础。

（2）加强孕期产前保健。怀孕后应定期检查，及时调整饮食结构，并适当参加锻炼，增强机体抵抗力。分娩前2个月应禁止性生活及盆浴。积极纠正贫血等内科合并症。

（3）注意产后护理。产妇应注意休息，营养饮食，保持外阴清洁，每日擦洗2次，注意环境卫生。如为剖宫产或会阴侧切者，应注意伤口清洁卫生。

（4）预防性应用抗生素。若出现胎膜早破超过12小时或产程长、阴道操作次数多、贫血者，应口服抗生素预防性治疗。对于阴道助产及剖宫产者，产后预防性应用抗生素。

已发生产褥感染的产妇，应卧床休息，取半卧位，有利于引流；食用有营养、易消化的食品；并及时彻底地治疗。

老年妇女在性生活中要注意什么？

人到老年，机体发生生理变化，性的要求和强度有所下降，但这种程度的改变是因人而异的。多数人到一定年龄，如男性60岁以后，女性50岁以后，性的要求和强度确有所下降，但也有身体健壮和精神状态较好的人，对性的要求仍保持一定的水平。这是因为性功能的减退除了性腺因素之外，还有精神、心理因素，以及健康状况的影响。一般来说男性的性功能维持时间较长，到80岁或更高龄仍可保持阴茎勃起能力，但射精量和能力以及勃起硬度和性快感均有所减弱。女性性功能在50岁后逐渐下降，但至60岁或更高龄，也可有性欲发生，但强度和能力及性快感明显下降。可见老年人进行性生活也是正常生理现象。但由于受封建观念和社会舆论的影响，多数人对老年人的性生活存在不正确的看法，老年人本身也认为这是丢人的事。实际上，这些看法都是不正确的，只要老年人身体健康状况良好，没有严重器质性病变，正常的性生活不但没有害处，相反的对身心健康，对精神和情感上都有好处，因此人为地去限制老年人的性生活是不必要的。当然，老年人身体状况减弱，特别有些人患有心脑血管疾病，所以性生活要适度。

前面谈过，绝经后的妇女随着卵巢功能的衰退，雌激素的缺乏，生殖器官发生萎缩，阴道黏膜变得薄而脆、干涩，酸碱度也有所改变，性交时容易造成阴道或外阴损伤，或产生性交困难和疼痛。那么应当怎么注意呢？可在性交时涂一点滑润剂，如石蜡油、凡士林等。亦可用少量雌激素油膏，以增加阴道黏膜的抵抗力。但这种药不能长期应用，并且要在医师指导下方可应用。此外，性交时动作要轻，不可粗暴，以免发生意外。

怎样注意性卫生？

性卫生主要包括身体和精神两个方面。性卫生做好了，才能保证家庭幸福美满，身体健康。因此，应给予十分重视。

（1）保持性器官卫生。不论男女都应做到这点。每次性生活前，应当刷牙、漱口、洗脸、洗脚、洗外生殖器，有条件的最好洗澡。这样可以减少因为生殖器官不洁带来的感染，如生殖系炎症、泌尿系炎症以及宫颈癌等。性生活后也要清洗一下外生殖器官。

（2）月经期禁性生活。经期子宫内膜剥脱，子宫腔内有新鲜创面，性交可能带入细菌，引起生殖器官炎症；而且经期盆腔充血，亦可使月经增多。此外，经期同房，发生子宫内膜异位症的概率也有所增加。

（3）性交次数要适当。同一对夫妇在不同时期的性生活频度有一定差异。一般来说，新婚和青壮年次数多些，中年后次数有所下降，所以不必作什么硬性规定。但总的来说，应避免性生活造成疲劳、萎靡不振，也不能影响工作和学习。特别是身体不好或有慢性病者更应适当控制。双方应互相爱护和体谅。

什么情况下应避免性生活？

为避免造成疾病或增加不必要的身心痛苦，下列情况下应当减少或避免性生活。

（1）月经期要避免性生活。

（2）大量饮酒后应避免性生活。因为大量饮酒后同房易引起阳痿或早泄。更重要的是由于酒精对人体有害，可引起各脏器的损伤，所以酒后同房对身体是不利的。另外酒精对女性卵子或男性精子都有不良影响。

（3）妊娠期内头3个月进行性生活容易引起流产；妊娠末期容易引起早产和感染。因此在这些时间里应控制性生活。产褥期进行性生活可影响女性生殖器官的复原，亦增加感染机会，因此应避免性生活。

（4）患严重心、肺、肝、肾等疾病时，应尽量减少或避免性生活，以免增加脏器负担。

（5）过分疲劳、情绪忧郁、悲伤等情况时亦应尽量避免性生活。

如何预防新生儿尖锐湿疣？

孕妇得了尖锐湿疣，不仅给自己带来痛苦和不适，而且会给以后经产道出生的新生儿带来不良后果，导致新生儿的尖锐湿疣。那么，应如何预防新生儿尖锐湿疣呢？

（1）在怀孕前夫妻任何一方患有尖锐湿疣时，一定要及时治疗，彻底治疗，治愈后连续观察6~8个月，肯定无复发时才能怀孕。

（2）怀孕后才出现的尖锐湿疣应积极治疗。由于怀孕后母亲的生殖器官充血变软和某些治疗尖锐湿疣的药物可能会对胎儿造成不良影响，导致胎儿畸形，甚至死胎、流产；所以，对孕妇的尖锐湿疣进行治疗时要考虑治疗药物和方法的宜忌。一般多采用物理疗法和药物治疗相结合的方法来治疗。

自选药物时需要注意什么？

妇科炎症是一种常见病、多发病，发病率较高的是慢性宫颈炎、阴道炎和慢性盆腔炎，累及我国八成以上的妇女。但懂得进行正确自我药疗的女性则是少之又少，于是就造成了很多用药的误区，给女性患者带来了很多后续问题。因此在自己购买药物进行治疗时应注意：

（1）治疗要按疗程。对慢性盆腔炎患者来说，往往症状减轻了，就可以停止药物治疗；但是对于其他的妇科炎症，治疗有一个较为严格的"疗程"概念。以常见的霉菌性阴道炎为例，因为有比较典型的症状：一是发作前大多有诱因，如工作劳累、出差、伴有糖尿病等；二是会出现特征性的豆腐渣样白带。大多数女性进行自我药疗时，判断疗效的往往凭主观感觉：症状好了、白带正常了就是病好了，于是赶快停药。殊不知没有治疗彻底，霉菌感染大多还会再次复发。我国妇科界已经制定了一个霉菌性阴道炎的治疗规范：首发的或者偶发的患者，宜进行口服药和阴道栓剂的抗霉菌治疗，治疗疗程为一个星期；难治性复发性感染，一般在月经过后用药1~2周，持续3~6个月；慢性宫颈炎治疗疗程为1~2星期；滴虫性阴道炎疗程大约也是1个星期。

（2）各种妇科炎症要分别对待。阴道炎、慢性宫颈炎虽然都属于炎症，性质却大不一样，治疗时更要区别对待。阴道炎以细菌、真菌等病原体引起的炎症居多，大多采用抗生素治疗；慢性宫颈炎则是内分泌改变、外界刺激、人类乳头状病毒感染等多种因素引起的，很少使用抗生素治疗，需要综合性的治疗手段，比如宫颈糜烂，就应该采用激光、冷冻、微波等物理治疗手段，还可以使用爱宝疗栓剂、保妇康栓剂，无论是治疗方案，还是治疗药物，都和阴道炎大相径庭。患了宫颈炎，还要排除癌变和癌前病变的可能，18岁以上的女性，应该每年做一次宫颈筛查；连续3年正常，则改为每1~2年进行一次检查。

（3）中药也要有针对性。因为广告宣传的关系，加上传统医药深入人心，治疗妇科炎症的中成药大多"名声"很响，比如妇科千金片、花红片、金鸡胶囊，还有乌鸡白凤丸等。很多女性有了妇科炎症的症状，比如白带量多、颜色和气味异常、阴道口瘙痒等，习惯于马上求助于中成药治疗。但无论是慢性宫颈炎，还是阴道炎，首选的治疗皆不是中成药。妇科中成药大多具有清热解毒的作用，能起到较好的调理内分泌效果，可以调整女性的体质，但起效较慢、针对性不强，一般用作慢性妇科炎症的辅助治疗，不能作为首选治疗，否则引起炎症的病原体会趁机扩散、发展，从而耽误病情。

（4）不要盲目选用洗液。洗液是女性青睐的对抗阴道炎症的"武器"，不过，许多女性购买洗液时很盲目，也很随意，实际上购买洗液很有学问。首先，要认准洗液是"健"字号还是"药"字号，如是妇科炎症急性发作，建议选择"药"字号。第二，认准洗液的酸碱性，霉菌性阴道炎应该选用碱性洗液，滴虫性阴道炎，表现为阴道局部发痒、出现稀薄的、泡沫状白带，则应该选用酸性洗液，如醋酸氯己定（洗必泰）。第三，洗液使用时间别超过标准的疗程。其实清水才是最好的洗液，因为它不会破坏阴道的酸碱平衡。